Distúrbios Dermatológicos da Vulva

Distúrbios Dermatológicos da Vulva
Diagnóstico e Tratamento
Baseados na Apresentação de Sinais Clínicos

Giuseppe Micali, MD
Head of the Section of Dermatology and Venereology
University of Catania
Sicily, Italy

Pompeo Donofrio, MD
Dermatologist
Naples, Italy

Maria Rita Nasca, MD, PhD
Dermatology Clinic
University of Catania
Sicily, Italy

Stefano Veraldi, MD
Director of the School of Specialization in
Dermatology and Venereology
University of Milan
Milan, Italy

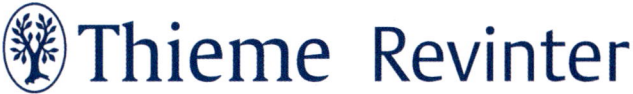

Dados Internacionais de Catalogação na Publicação (CIP)

M619d

Micali, Giuseppe
    Distúrbios dermatológicos da vulva: Diagnóstico e tratamento/Giuseppe Micali; Pompeo Donofrio; Maria Rita Nasca e Stefano Veraldi; tradução de Rivo Fischer – 1. Ed. – Rio de Janeiro – RJ: Thieme Revinter Publicações Ltda, 2017.

    216 p.: il; 18,5 x 27 cm.

    Título original: *Vulval Dermatologic Diagnosis: diagnosis by clinical presenting sign*
    Inclui: Bibliografia e Índice Remissivo
    ISBN 978-85-67661-24-7

    1. Dermatologia. 2. Vulva. I. Donofrio, Pompeo. II. Nasca, Maria Rita. III. Veraldi, Stefano. IV. Título.

                                             CDD: 616.5
                                          CDU: 616.5:618.16

Nota: O conhecimento médico está em constante evolução. À medida que a pesquisa e a experiência clínica ampliam o nosso saber, pode ser necessário alterar os métodos de tratamento e medicação. Os autores e editores deste material consultaram fontes tidas como confiáveis, a fim de fornecer informações completas e de acordo com os padrões aceitos no momento da publicação. No entanto, em vista da possibilidade de erro humano por parte dos autores, dos editores ou da casa editorial que traz à luz este trabalho, ou ainda de alterações no conhecimento médico, nem os autores, nem os editores, nem a casa editorial, nem qualquer outra parte que se tenha envolvido na elaboração deste material garantem que as informações aqui contidas sejam totalmente precisas ou completas; tampouco se responsabilizam por quaisquer erros ou omissões ou pelos resultados obtidos em consequência do uso de tais informações. É aconselhável que os leitores confirmem em outras fontes as informações aqui contidas. Sugere-se, por exemplo, que verifiquem a bula de cada medicamento que pretendam administrar, a fim de certificar-se de que as informações contidas nesta publicação são precisas e de que não houve mudanças na dose recomendada ou nas contraindicações. Esta recomendação é especialmente importante no caso de medicamentos novos ou pouco utilizados. Alguns dos nomes de produtos, patentes e *design* a que nos referimos neste livro são, na verdade, marcas registradas ou nomes protegidos pela legislação referente à propriedade intelectual, ainda que nem sempre o texto faça menção específica a esse fato. Portanto, a ocorrência de um nome sem a designação de sua propriedade não deve ser interpretada como uma indicação, por parte da editora, de que ele se encontra em domínio público.

Tradução:
RIVO FISCHER
Tradutor Especializado na Área da Saúde, RS

Revisão Técnica:
DÉA SUZANA MIRANDA GAIO
Médica Ginecologista e Obstetra
Mestrado em Medicina pela Universidade Federal do Rio Grande do Sul

Vulval Dermatologic Diagnosis – Diagnosis by Clinical Presenting Sign
Copyright © 2016 by Taylor & Francis Group, LLC
ISBN 978-1-4822-2641-6

© 2017 Thieme Revinter Publicações Ltda.
Rua do Matoso, 170, Tijuca
20270-135, Rio de Janeiro – RJ, Brasil
http://www.ThiemeRevinter.com.br

Thieme Medical Publishers
http://www.thieme.com

Impresso no Brasil por Intergraf Indústria Gráfica Eireli.
5 4 3 2 1
ISBN 978-85-67661-24-7

Todos os direitos reservados. Nenhuma parte desta publicação poderá ser reproduzida ou transmitida por nenhum meio, impresso, eletrônico ou mecânico, incluindo fotocópia, gravação ou qualquer outro tipo de sistema de armazenamento e transmissão de informação, sem prévia autorização por escrito.

Sumário

Editores ix
Colaboradores. xi
Introdução e Terminologia xiii

1 Anatomia 1
Giuseppe Giuffrida ▪ Giuseppe Micali
  1.1   Características Gerais. 1
        1.1.1   Monte Pubiano 1
        1.1.2   Grandes Lábios 1
        1.1.3   Pequenos Lábios 1
        1.1.4   Clitóris. 2
        1.1.5   Vestíbulo Vulvar. 2
        1.1.6   Meato Uretral 2
        1.1.7   Hímen 3
        1.1.8   Glândulas Vestibulares. 3
        1.1.9   Suprimento Neurovascular 3

2 Eritema 5
Giuseppe Micali ▪ Maria Rita Nasca ▪ Stefano Veraldi
  2.1   Eritema. 5
        2.1.1   Intertrigo. 5
        2.1.2   Psoríase Inversa. 7
        2.1.3   Erupção (Aguda) Provocada por Drogas. 8
        2.1.4   Tricomoníase 11
        2.1.5   Vestibulite Vulvar. 13
  2.2   Eritema e Edema 15
        2.2.1   Infecção Fúngica/Bacteriana 15
        2.2.2   Candidíase. 17
        2.2.3   Celulite/Erisipelas 20
        2.2.4   Gonorreia 21
        2.2.5   Dermatite de Contato (Aguda). 23
  2.3   Eritema com Escamação. 25
        2.3.1   Dermatofitose 25
        2.3.2   Dermatite de Contato (Crônica). 28
        2.3.3   Dermatite Atópica 30
        2.3.4   Dermatite Seborreica. 32

3 Edema 35
Stefano Veraldi ▪ Maria Rita Nasca ▪ Giuseppe Micali
  3.1   Edema 35
        3.1.1   Angiodema 35
        3.1.2   Linfedema 37

	3.2		Edema com Úlceras	39
		3.2.1	Linfogranuloma Venéreo	39
		3.2.2	Doença de Crohn	41

4 Vesículas 43
Giuseppe Micali ▪ Maria Rita Nasca ▪ Pompeo Donofrio

	4.1		Vesículas	43
		4.1.1	Herpes Simples	43
		4.1.2	Herpes-Zóster	47
		4.1.3	Varicela	49
		4.1.4	Dermatite de Contato	51

5 Bolhas 53
Maria Rita Nasca ▪ Giuseppe Micali

	5.1		Bolhas e Abrasões	53
		5.1.1	Pênfigo Vulgar	53
		5.1.2	Pênfigo Vegetante	55
		5.1.3	Pênfigo Eritematoso	57
		5.1.4	Penfigoide Bolhoso	58
		5.1.5	Pênfigo Familiar Benigno (Doença de Hailey-Hailey)	60
	5.2		Bolhas e Abrasões com Cicatriz	62
		5.2.1	Dermatite Bolhosa Linear por IgA	62
		5.2.2	Eritema Multiforme	63
		5.2.3	Epidermólise Bolhosa	65

6 Pústulas/Abscessos 67
Giuseppe Micali ▪ Nella Pulvirenti ▪ Stefano Veraldi

	6.1		Pústulas/Abscessos	67
		6.1.1	Infecção Fúngica/Bacteriana	67
		6.1.2	Foliculite	70
	6.2		Pústulas/Abscessos com Cicatrizes	72
		6.2.1	Hidradenite Supurativa	72

7 Pápulas 75
Maria Rita Nasca ▪ Federica Dall'Oglio ▪ Giuseppe Micali

	7.1		Pápulas	75
		7.1.1	Molusco Contagioso	75
		7.1.2	Papilomatose	78
		7.1.3	Hiperplasia Sebácea/Grânulos de Fordyce	80
		7.1.4	Carúncula Uretral	82
		7.1.5	Doença de Darier	83
		7.1.6	Angioceratoma	84
		7.1.7	Ceratose Seborreica	87
		7.1.8	Papulose Bowenoide	89
	7.2		Pápulas e Nódulos	91
		7.2.1	Granuloma Piogênico	91
		7.2.2	Nevo Dérmico Melanocítico	93
		7.2.3	Endometriose	96
		7.2.4	Histiocitose das Células de Langerhans	98
		7.2.5	Metástases	100
	7.3		Pápulas e Placas Inflamatórias	102
		7.3.1	Líquen Plano	102
	7.4		Pápulas e Placas Vasculares	106

		7.4.1	Hemangioma	106
		7.4.2	Sarcoma de Kaposi (KS)	109
	7.5	Pápulas e Placas Vasculares com Vesículas		111
		7.5.1	Linfangioma	111
	7.6	Pápulas e Placas Proliferativas		113
		7.6.1	Nevo Epidérmico/Nevo Epidérmico Verrucoso Linear Inflamatório (ILVEN)	113
		7.6.2	Sífilis Secundária	115
		7.6.3	Condiloma (Verrugas Anogenitais)	117
		7.6.4	Carcinoma Verrucoso	120
	7.7	Pápulas e Placas Ulcerativas		122
		7.7.1	Líquen Plano Erosivo	122
		7.7.2	Carcinoma de Células Basais (Carcinoma Basocelular)	124
		7.7.3	Carcinoma de Células Escamosas	125
	7.8	Pápulas e Placas Escleróticas/Hipocrômicas		127
		7.8.1	Líquen Escleroso	127
8	Placas			131

Giuseppe Micali ▪ Maria Letizia Musumeci ▪ Maria Rita Nasca

	8.1	Placas Vermelhas		131
		8.1.1	Vulvite de Células Plasmáticas de Zoon	131
		8.1.2	Eritroplasia	133
		8.1.3	Doença de Paget Extramamária	134
	8.2	Placas Escamosas		136
		8.2.1	Psoríase	136
		8.2.2	Linfoma das Células T	138
	8.3	Placas Ceratosas		139
		8.3.1	Líquen Simples Crônico (Hiperplasia de Células Escamosas)	139
		8.3.2	Leucoplasia	141
		8.3.3	Doença de Bowen	143
9	Nódulos			145

Pompeo Donofrio ▪ Franco Dinotta ▪ Giuseppe Micali

	9.1	Nódulos		145
		9.1.1	Sífilis Primária (Cancro)	145
		9.1.2	Escabiose Nodular	148
		9.1.3	Acrocórdio (Pólipo Fibroepitelial)	150
		9.1.4	Siringoma	152
		9.1.5	Fibroma, Fibromioma, Dermatofibroma e Angiofibroma	153
		9.1.6	Hidradenoma Papilífero	155
		9.1.7	Melanoma Nodular	156
10	Cistos			157

Francesco Lacarrubba ▪ Ivano Luppino ▪ Maria Rita Nasca

	10.1	Cistos		157
		10.1.1	Cisto da Mucosa Vestibular	157
		10.1.2	Cisto de Inclusão Epidérmica	159
11	Úlceras			161

Pompeo Donofrio ▪ Paola Donofrio ▪ Giuseppe Micali

	11.1	Úlceras		161
		11.1.1	Cancroide	161
		11.1.2	Granuloma Inguinal	163
		11.1.3	Aftose e Doença de Behçet	165
		11.1.4	Pioderma Gangrenoso	167

12 Alterações Pigmentares ... 169
Francesco Lacarrubba ▪ Aurora Tedeschi ▪ Giuseppe Micali
- 12.1 Alterações Pigmentares Não Melanocíticas ... 169
  - 12.1.1 Eritrasma ... 169
  - 12.1.2 Equimoses/Púrpura/Hematomas ... 171
- 12.2 Alterações Pigmentares Melanocíticas ... 173
  - 12.2.1 Hiperpigmentação Pós-Inflamatória ... 173
  - 12.2.2 Lentigo Simples, Melanose Vulvar Benigna e Lentiginose ... 174
  - 12.2.3 Nevos Melanocíticos Juncionais ... 177
  - 12.2.4 *Acantose Nigricans* (Nigrescente/Enegrecedora) ... 180
- 12.3 Alterações Pigmentares Hipocrômicas ... 182
  - 12.3.1 Vitiligo ... 182
  - 12.3.2 Hipopigmentação Pós-Inflamatória ... 184

13 Prurido ... 185
Giuseppe Micali ▪ Anna Elisa Verzì ▪ Francesco Lacarruba
- 13.1 Prurido com ou sem Escoriações/Fissuras ... 185
  - 13.1.1 Escabiose ... 185
  - 13.1.2 Ftiríase ... 187

14 Miscelânea ... 189
Maria Rita Nasca ▪ Giuseppe Micali
- 14.1 Traumatismos Cirúrgicos e Mecânicos Obstétricos ... 189
- 14.2 Malformações Congênitas ... 191
  - 14.2.1 Transtornos da Diferenciação Gonadal, Pseudo-Hermafroditismo Feminino/Masculino ... 191
  - 14.2.2 Anormalidades Himenais ... 193

Índice Remissivo ... 195

Editores

Professor Giuseppe Micali é o chefe do Departamento de Dermatologia e diretor do programa de residência em dermatologia da University of Catania, na Itália. Graduou-se nessa universidade e concluiu seu treinamento de residência em dermatologia e venereologia na University of Catania, na Itália, em 1986. Desde então, atuou como membro visitante de faculdades, em várias ocasiões, no departamento de dermatologia da University of Illinois, na Northwestern University, e na University of Miami, nos Estados Unidos da América (EUA). O Professor Micali teve participação ativa, como coordenador e palestrante, em muitos congressos nacionais e internacionais, bem como em cursos de treinamento relacionados com a dermatologia. De longa data, mantém colaboração científica com várias universidades estrangeiras, entre as quais a University of Illinois, a Northwestern University, a Rutgers-New Jersey Medical School e a University of Miami. Também é membro de várias sociedades nacionais e internacionais e membro fundador do Conselho Italiano de Dermatologia Pediátrica, do Conselho Italiano de Pesquisas em Terapia Dermatovenereológica, do Conselho Italiano de Acne, do Grupo de Estudos sobre Apêndices Cutâneos e do Grupo Mediterrâneo de Acne. O Professor Micali é autor de mais de 400 publicações, entre elas 182 artigos em periódicos científicos com conselho editorial, 93 capítulos de livros, e é editor de 16 livros. Atualmente faz parte do conselho editorial de numerosos periódicos científicos, inclusive do *Journal of the American Academy of Dermatology* (EUA), do *Journal of Dermatologic Treatment* (EUA) e da *Acta Dermatovenerealogica Croatica* e do *European Jounal of Acne*. Além de ter sido membro de conselhos de várias companhias farmacêuticas, o Professor Micali tem envolvimento ativo em pesquisas clínicas sobre transtornos cutâneos. Seu principal campo de interesse abrange a acne, a terapia dermatológica, as tecnologias de diagnóstico não invasivo e os transtornos genitais.

Professor Pompeo Donofrio é especialista em dermatologia e venereologia. Foi pesquisador sênior na Clínica Dermatológica da University "Federico II" em Nápoles, Itália, de 1974 até 2009. Desde então, é o diretor médico do serviço clínico ambulatorial da clínica de dermatologia genital e de doenças sexualmente transmissíveis, e é membro da faculdade, no programa de residência em dermatologia e venereologia, no Departamento de Dermatologia da University "Federico II" em Nápoles, Itália. Desde 1984, tem sido conselheiro médico para pacientes de AIDS no Departamento de Doenças Comunicáveis da Escola de Medicina da University "Federico II" e na Divisão de Doenças Infecciosas do Hospital "D. Cotugno" de Nápoles, Itália. Teve envolvimento ativo nos programas universitários de pesquisa subsidiados pelo Instituto Nacional Italiano de Pesquisas (CNR) e pelo Ministério Italiano de Pesquisas Científicas. É autor de mais de 200 publicações científicas, incluindo artigos e capítulos de livros. Participou ativamente como coordenador e palestrante de vários congressos nacionais e internacionais, bem como em cursos de treinamento relacionados com dermatologia, doenças sexualmente transmissíveis e AIDS.

Doutora Maria Rita Nasca é membro dermatologista da equipe médica e professora no programa de residência em dermatologia na Clínica de Dermatologia da University of Catania, Itália. Graduou-se nessa universidade e completou seu treinamento de residência em dermatologia e venereologia na University of Catania, Itália, em 1994. Obteve seu PhD em dermatologia, anatomia e cirurgia plástica pela University "La Sapienza" de Roma, Itália, em 2000. Em 1996, 1997, 1998 e 1999, foi bolsista visitante no Departamento de Dermatologia da Northwestern University, em Chicago, Illinois, EUA, onde realizou estudos laboratoriais sobre os efeitos da talidomida e do estresse mecânico sobre os queratinócitos (ceratinócitos), que resultaram em publicações em revistas com conselho editorial de alta qualidade. Foi autora de mais de 140 publicações, incluindo capítulos de livros e artigos em revistas nacionais e internacionais. Seus principais campos de interesse e de pesquisas clínicas abrangem as infecções por HPV (papilomavírus humano), transtornos genitais, ectoparasitoses, transtornos bolhosos autoimunes, líquen escleroso e outras doenças dermatológicas raras.

Professor Stefano Veraldi graduou-se em medicina e cirurgia pela University of Milan, Itália, em 1984. Foi pesquisador bolsista no Departamento de Dermatologia na Universidade de Milão, Itália, de 1986 a 1988; especialista em dermatologia e venereologia, 1987; dermatologista assistente, 1990-2000; pesquisador sênior, 2000-2002; professor-associado, 2002-2014; e chefe da Escola de Pós-Graduação em Dermatologia e Venereologia da University of Milan, 2013-2014. Foi cofundador do Grupo Italiano para Estudo das Úlceras Cutâneas (GISUC), em 1999, cofundador do Instituto Europeu de Dermatologia (Milão), em 2000, e cofundador do Conselho Italiano de Acne (IAB) em 2004. O Professor Veraldi foi professor visitante na University of Uppsala, Suécia, em 2004; diretor científico do Instituto Europeu de Dermatologia, Milão, 2007-2008; presidente do IAB, 2009-2014; membro do Conselho Global sobre Rosacea, 2012-2014; membro do Conselho Europeu sobre Acne Grave, 2014; e professor visitante na University of Makallè, Etiópia, 2014. É autor de 26 livros, 72 capítulos em diversos livros e de 179 artigos indexados no Scopus, 165 indexados no Web of Science e de 138 indexados no PubMed.

Colaboradores

Federica Dall'Oglio
Dermatology Clinic
University of Catania
Catania, Italy

Franco Dinotta
Dermatology Clinic
University of Catania
Catania, Italy

Paola Donofrio
School of Dermatology and Venereology
University of Naples "Federico II"
Naples, Italy

Pompeo Donofrio
School of Dermatology and Venereology
University of Naples "Federico II"
Naples, Italy

Giuseppe Giuffrida
Department of Gynecology
Lucina-Gretter Clinic
Catania, Italy

Francesco Lacarrubba
Dermatology Clinic
University of Catania
Catania, Italy

Ivano Luppino
Dermatology Clinic
University of Catania
Catania, Italy

Giuseppe Micali
Dermatology Clinic
University of Catania
Catania, Italy

Maria Letizia Musumeci
Dermatology Clinic
University of Catania
Catania, Italy

Maria Rita Nasca
Dermatology Clinic
University of Catania
Catania, Italy

Nella Pulvirenti
Dermatology Clinic
University of Catania
Catania, Italy

Aurora Tedeschi
Dermatology Clinic
University of Catania
Catania, Italy

Stefano Veraldi
Institute of Dermatological Sciences
University of Milan
IRCCS Foundation
Ospedale Maggiore Policlinico, Mangiagalli e
   Regina Elena
Milan, Italy

Anna Elisa Verzì
Dermatology Clinic
University of Catania
Catania, Italy

Introdução e Terminologia

Os transtornos vulvares abrangem diversos aspectos da medicina de gênero, inclusive as infecções sexualmente transmitidas e os transtornos neoplásicos.

Os Professores Giuseppe Micali (Catania), Pompeo Donofrio (Nápoles), Maria Rita Nasca (Catania) e Stefano Veraldi (Milão) têm consagrada experiência em diagnóstico e tratamento de transtornos genitais, confirmada por suas publicações nesta área, que também incluem um *Atlas de Transtornos Genitais Masculinos (Atlas of Male Genital Disorders)*. Os quatro renomados médicos/cientistas lidam com transtornos genitais há vários anos. Todos têm participação ativa em muitos congressos científicos e trabalhos publicados nesta área. Eles mantêm clínicas dedicadas aos transtornos genitais nos respectivos Departamentos de Dermatologia das Universidades de Catania, Nápoles e Milão.

A ideia básica deste livro é descrever os transtornos vulvares por meio das lesões-chave elementares que constituem suas características clínicas (eritema, edema, vesículas, bolhas, etc.), em vez de descrevê-los pela classificação padrão (infeccioso, inflamatório, neoplásico, etc.). Esta maneira permite que o leitor veja etapas clínicas cruciais e figuras evocativas que podem apressar a formulação de um diagnóstico correto.

Nossa expectativa é de que esta publicação seja um instrumento útil e valioso para os médicos em atividade em todo o mundo que possam beneficiar-se de sua leitura.

Terminologia Morfológica Básica das Lesões Fundamentais

Abrasão/Erosão: Lesão resultante da perda de epitélio e de derme superficial, que geralmente cura sem cicatrizes.

Abscesso: Grande acúmulo de matéria purulenta localizada e flutuante, superficial ou, mais frequentemente, profunda.

Bolha: Lesão grande, geralmente elevada, distendida ou flácida, contendo líquido seroso ou hemorrágico, resultante de rupturas intraepidérmicas ou subepidérmicas.

Cisto: Cavidade preenchida com material líquido ou semilíquido, revestida por uma cápsula.

Edema: Tumefação definida por lesão na pele, resultante de exsudação de plasma na derme; se apenas a derme papilar estiver envolvida, é chamada pápula.

Eritema: Vermelhidão clareável resultante da dilatação de papilas dérmicas.

Ceratose (Queratose): Espessamento da epiderme que resulta em escamas firmemente aderidas e não destacáveis.

Liquenificação: Espessamento da epiderme com marcada proeminência da superfície, resultante de atrito repetitivo.

Nódulo: Lesão de pele arredondada, endurecida e palpável, que pode ser proeminente ou côncava.

Pápula: Lesão circunscrita, proeminente e sólida, de tamanho limitado.

Modificação pigmentar: Mácula (quando pequena) ou mancha (quando grande) caracterizada por coloração diferente daquela das áreas circunjacentes, sem outras alterações superficiais detectáveis.

Placa: Lesão palpável, proeminente e sólida, com área superficial relativamente grande. As placas podem formar-se por alastramento de uma única pápula ou nódulo, ou pela confluência de várias pápulas ou nódulos (placas papulares/nodulares).

Pústula: Cavidade pequena, circunscrita, elevada, contendo material purulento.

Escamação: Escamas superficiais que se descamam em placas de corneócitos, de tamanhos variáveis.

Cicatrização: Proliferação de tecido fibroso, desprovido de estruturas anexas, resultante de lesões na pele.

Úlcera: Lesão resultante da perda de epitélio e da derme superficial e profunda, que cura por cicatrização.

Vesícula: Lesão pequena, geralmente proeminente, inicialmente preenchida com líquido claro resultante de rupturas intraepidérmicas ou subepidérmicas.

Distúrbios Dermatológicos da Vulva

1
Anatomia

Giuseppe Giuffrida ▪ Giuseppe Micali

1.1 Características Gerais

A vulva é formada pelo monte pubiano, pelos grandes lábios, pequenos lábios, hímen, clitóris, vestíbulo, meato uretral, glândulas de Skene, glândulas de Bartholin e bulbos vestibulares. O monte pubiano, o períneo e os lábios têm origem ectodérmica, apresentam epitélio escamoso, estratificado e ceratinizado, com folículos pilosos e glândulas sebáceas e sudoríparas similares aos da pele de outros locais. O grau de ceratinização da epiderme diminui progressivamente a partir da região mais externa dos grandes lábios, para a região interna dos pequenos lábios. O vestíbulo vulvar não é ceratinizado e deriva do sulco endodérmico.

1.1.1 Monte Pubiano

O monte pubiano, ou monte de Vênus, é uma eminência arredondada, que se encontra na frente da sínfise púbica e, na puberdade, é recoberto por pelos (A na Figura 1.1). Ele se caracteriza pela presença de tecido adiposo profundo.

1.1.2 Grandes Lábios

Os grandes lábios são um par de dobras cutâneas longitudinais, formados por tecidos fibroso e adiposo, de forma similar ao escroto masculino (B na Figura 1.1). Representam os limites laterais da vulva, são mais espessos na porção anterior, onde se fundem com o monte pubiano, formando a comissura labial anterior (C na Figura 1.1). Na região posterior, os grandes lábios se unem, formando a comissura labial posterior. Os grandes lábios são cobertos por uma quantidade variável de pelos e contêm glândulas sebáceas e sudoríparas écrinas e apócrinas.

1.1.3 Pequenos Lábios

Os pequenos lábios são duas pregas pigmentadas da vulva, compostas por epitélio estratificado, escamoso, não ceratinizado (D na Figura 1.1). Na posição medial em relação aos grandes lábios, são constituídos por tecido conectivo frouxo e vasos sanguíneos, sem tecido adiposo. Na região anterior, os pequenos lábios se dividem em duas partes: uma que passa por cima do clitóris para formar o prepúcio, e outra que se junta com sua contralateral embaixo do clitóris, formando o freio. Na região posterior, os pequenos lábios se fundem com a superfície medial dos grandes lábios. Os pequenos lábios são bem menores na infância, crescem durante a puberdade e tornam-se atróficos após a menopausa. Sua pele e sua mucosa são ricas em glândulas sebáceas. Na face interna, fundem-se com o vestíbulo vulvar e, na junção do epitélio escamoso com o epitélio de transição, formam a linha de Hart (linha escura na Figura 1.1).

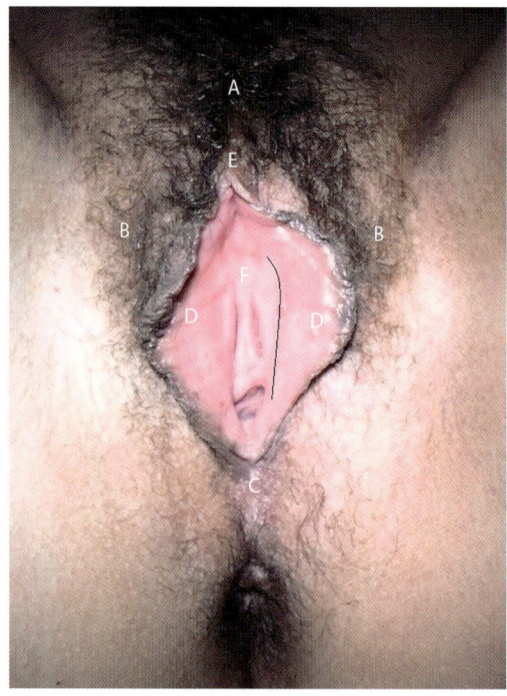

FIGURA 1.1 Anatomia da vulva: (A) monte pubiano; (B) grandes lábios; (C) comissura labial anterior; (D) pequenos lábios; (E) clitóris; (F) vestíbulo vulvar; (linha preta) linha de Hart, correspondente ao limite entre o epitélio ceratinizado da superfície interna dos pequenos lábios e o epitélio de transição, não ceratinizado, do vestíbulo vulvar.

1.1.4 Clitóris

O clitóris é o corpo erétil da vulva, semelhante aos corpos cavernosos do pênis. Está localizado abaixo da comissura labial anterior, parcialmente coberto pelos segmentos anteriores dos pequenos lábios (E na Figura 1.1). É composto por um corpo e uma glande. O corpo é formado por dois corpos cavernosos cobertos pelo músculo isquiocavernoso. A glande é uma pequena massa de tecido erétil que cobre o corpo do clitóris e está envolvida pelo prepúcio.

1.1.5 Vestíbulo Vulvar

O vestíbulo é a abertura que se localiza entre o clitóris e os pequenos lábios (F na Figura 1.1). O vestíbulo pode ser visualizado ao separar os pequenos lábios. A linha de Hart demarca a junção do epitélio não ceratinizado do vestíbulo vulvar com o epitélio ceratinizado da superfície interna dos pequenos lábios (linha escura na Figura 1.1). No vestíbulo, estão: o meato uretral, as aberturas das glândulas parauretrais de Skene, as glândulas vestibulares menores, as aberturas dos ductos das glândulas de Bartholin e a superfície himenal lateral.

1.1.6 Meato Uretral

O orifício externo do meato uretral tem 4 a 6 mm de diâmetro e encontra-se imediatamente anterior ao orifício vaginal, que fica 2 a 3 cm abaixo da glande clitoridiana. A mucosa do terço uretral distal é formada por epitélio estratificado escamoso, enquanto a dos dois terços proximais é formada por epitélio estratificado de transição.

1.1.7 Hímen

O hímen é uma fina prega de membrana mucosa situada na entrada da vagina. A forma do hímen pré-púbere ou virginal é variada mas é mais frequente é em anel ou em crescente. O hímen é muito proeminente na criança recém-nascida, em decorrência da ação estrogênica materna e regride durante a infância, antes das modificações normais da puberdade. O intercurso sexual e o parto causam o desaparecimento da maior parte do hímen, ficando apenas resquícios.

1.1.8 Glândulas Vestibulares

As glândulas vestibulares menores estão situadas ao redor do anel himenal. As maiores são as glândulas de Bartholin, situadas mais profundamente na musculatura.

1.1.9 Suprimento Neurovascular

O suprimento de sangue arterial provém das artérias pudendas, externas e internas. A linfa drena da vulva para o grupo medial de linfonodos inguinais superficiais, tanto na face ipsolateral, quanto na contralateral. O sistema de nervos sensórios envolve a inervação genitofemoral (L1 e L2) e o ramo cutâneo ilioinguinal (L1), para a vulva anterior; o nervo pudendo, para a parte posterior da vulva, e o clitóris e o ramo perineal do nervo cutâneo posterior da coxa, para uma pequena área posterior da vulva.

A inervação motora dos músculos perineais é feita pelo nervo pudendo.

2
Eritema

Giuseppe Micali ▪ Maria Rita Nasca ▪ Stefano Veraldi

2.1 Eritema

2.1.1 Intertrigo

Aspecto clínico: A coloração avermelhada difusa e o eritema inguinal são achados comuns (Figuras 2.1.1 e 2.1.2), geralmente são mais intensos nas aberturas foliculares, o que causa uma aparência geral uniformemente "pintada". Nas fases agudas, pode haver edema, corrimento, maceração com mau odor e fissuras, enquanto nas formas crônicas e prolongadas são típicas a liquenificação e a hiperpigmentação periférica pós-inflamatória.

Definição: Uma erupção inflamatória inespecífica nas pregas inguinais.

Etiologia: Pode ser precipitado por fricção, oclusão, sudorese e obesidade.

Epidemiologia: É frequente.

Evolução clínica: Ulcerações e coceira são sintomas comuns. Em indivíduos com predisposição, as recorrências após terapia são bastante frequentes.

Diagnóstico: O diagnóstico clínico geralmente é simples. Luz de Wood e gaze podem ser úteis para remover a *tinea crural* e o eritrasma. Nas formas crônicas, às vezes, é necessária uma biópsia de pele para descartar outras condições mais raras, como a doença de Hailey-Hailey.

Diagnóstico diferencial: Candidíase, infecções bacterianas, eczema (de contato, atópico e dermatite seborreica), doença de Hailey-Hailey, psoríase inversa, eritrasma, dermatofitose, acrodermatite enteropática, doença de Darier e doença de Paget extramamária.

Terapia: O tratamento tópico com pomadas não gordurosas, que formam uma barreira lenitiva e a prevenção de traumatismos na região, geralmente são eficazes.

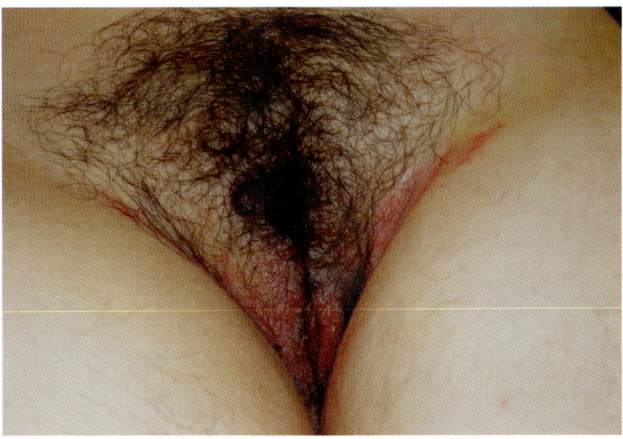

FIGURA 2.1.1 Intertrigo agudo com eritema proeminente nas pregas inguinais.

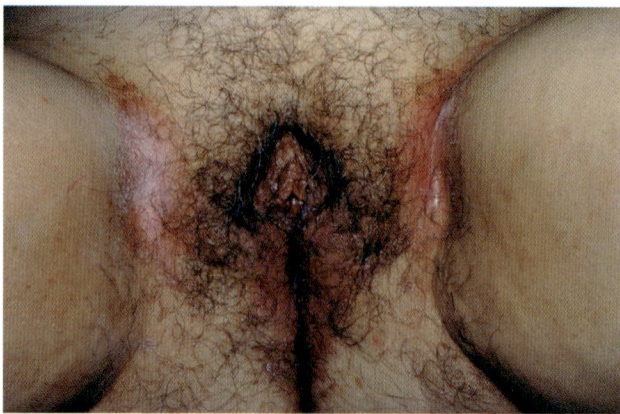
FIGURA 2.1.2 Intertrigo agudo nas pregas inguinais, estendendo-se para a fenda perineal.

Bibliografia

Mistian P, Halm-Walters MV. Prevention and treatment of intertrigo in large skin folds of adults: A systematic review. *BMC Nurs* 2010;9:12.
Wolf R, Oumeish OY, Parish LC. Intertriginous eruption. *Clin Dermatol* 2011;29:173–9.

2.1.2 Psoríase Inversa

Aspecto clínico: Na vulva, a psoríase inversa se apresenta frequentemente como uma área bem demarcada, de cor vermelha brilhante, não escamosa, formando manchas vítreas, que podem estar associadas a intenso eritema do vestíbulo (vestibulite psoríaca) (Figura 2.1.3). A psoríase inversa pode acometer a área genitocrural, formando placas confluentes, de cor vermelha clara, com discreta escamação nos grandes lábios e no monte pubiano e apresentando manchas eritematosas disseminadas e bem demarcadas na face interna das coxas (Figura 2.1.4). Nas crianças afetadas, em razão do fenômeno de Koebner, é comum o achado de manchas eritematosas lisas e bem marcadas nas pregas inguinais e glúteas e nas áreas cobertas pelas fraldas (psoríase da fralda) (Figura 2.1.5). Os sintomas são muito variáveis e podem-se apresentar com um desconforto mínimo até uma coceira intensa ou queimação. Quando há prurido, podem ser observadas escoriações e liquenificação decorrentes do ato de coçar e esfregar.

Definição: A psoríase é um transtorno cutâneo inflamatório, crônico e recorrente, eritematoso e escamoso. A psoríase inversa é uma variante clínica, caracterizada pelo envolvimento predominante das grandes dobras inclusive envolvendo a área genitocrural.

Etiologia: A causa é desconhecida. Fatores localizados, como a irritação mecânica ou química, associada ao uso de roupas apertadas, o intercurso sexual, o uso de produtos de higiene agressivos, o supercrescimento bacteriano, provavelmente agem como desencadeantes capazes de induzir o desenvolvimento de lesões na região genital (fenômeno de Koebner).

Epidemiologia: Na psoríase inversa, a área genitocrural quase sempre é afetada, embora só uma minoria dos pacientes apresente envolvimento exclusivamente genital.

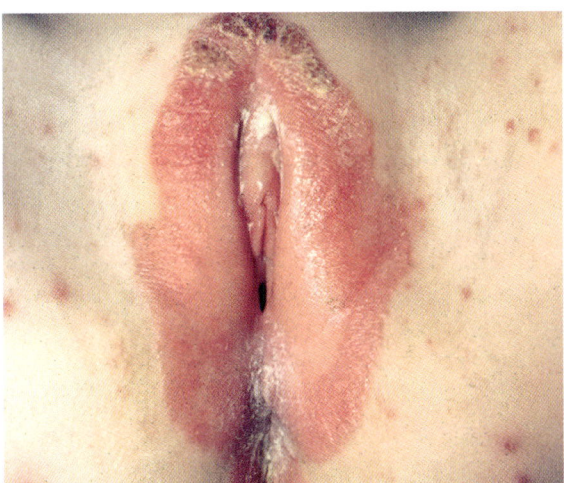

FIGURA 2.1.3 Eritema tipicamente demarcado, em psoríase inversa da vulva.

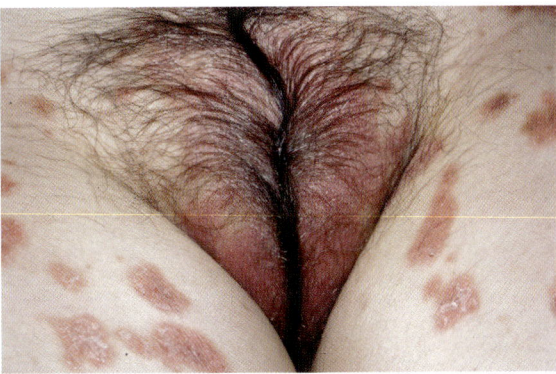

FIGURA 2.1.4 Psoríase vulvar estendendo-se às pregas inguinais e à face interna das coxas, onde pode aparecer uma leve descamação.

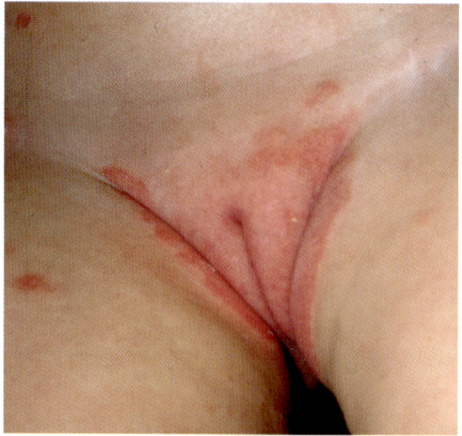

FIGURA 2.1.5 Psoríase das fraldas.

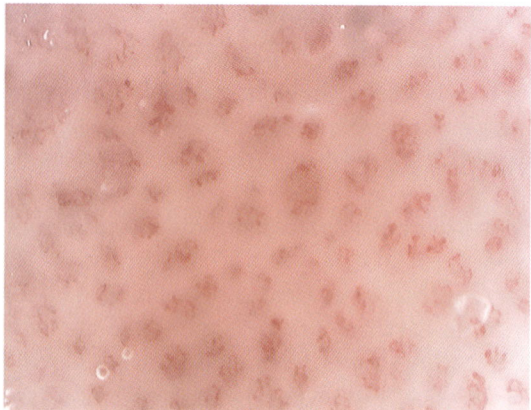

FIGURA 2.1.6 Dermatoscopia de psoríase inversa: presença de capilares dilatados e tortuosos, com aspecto "matoso".

Evolução clínica: Seu curso é crônico e recorrente, causando efeitos psicológicos importantes. Em casos de superinfecção bacteriana ou fúngica, podem ocorrer fissuras, corrimento e crostas.

Diagnóstico: Pode ser sugerido pela presença de lesões psoríaticas em outros locais, por achados típicos nas unhas e por queixas articulares, mas a confirmação histológica, geralmente, é necessária. Recentemente, a videodermatoscopia, mostrando um padrão pontilhado com magnificação pequena (10 a 50 vezes) e um típico padrão capilar "glomerular" ou "matoso" com maior magnificação (100 a 400 vezes), tem sido considerada um método diagnóstico útil e não invasivo (Figura 2.1.6).

Diagnóstico diferencial: Candidíase, infecção bacteriana, dermatofitose, eritrasma, eczema (de contato, atópico ou dermatite seborreica), doença de Hailey-Hailey, líquen simples crônico e doença de Darier.

Terapia: No caso de envolvimento genital exclusivo, podem ser úteis os corticosteroides tópicos, combinados ou não com análogos de vitamina D (calcipotriol) ou com inibidores de calcineurina (unguento de pimecrolimo ou pomada de tacrolimo). O tratamento sistêmico é indicado, quando o envolvimento vulvar está associado a uma psoríase generalizada e grave. A higiene genital e a prevenção dos traumatismos locais devem ser recomendadas, para evitar infecções bacteriana ou fúngica secundária à doença associadas a ou facilitadas pelo uso prolongado de esteroides ou imunomoduladores tópicos.

Bibliografia

Kapila S, Bradford J, Fischer G. Vulvar psoriasis in adults and children: A clinical audit of 194 cases and review of the literature. *J Low Genit Tract Dis* 2012;16:364–71.

Meeuwis KA, de Hullu JA, Massuger LF, van de Kerkhof PC, van Rossum MM. Genital psoriasis: A systematic literature review on this hidden skin disease. *Acta Derm Venereol* 2011;91:5–11.

Meeuwis KA, de Hullu JA, Van De Nieuwenhof HP, Evers AW, Massuger LF, van de Kerkhof PC, van Rossum MM. Quality of life and sexual health in patients with genital psoriasis. *Br J Dermatol* 2011;164:1247–55.

Meeuwis KA, van de Kerkhof PC, Massuger LF, de Hullu JA, van Rossum MM. Patients' experience of psoriasis in the genital area. *Dermatology* 2012;224:271–6.

Micali G, Lacarrubba F, Musumeci ML, Massimino D, Nasca MR. Cutaneous vascular patterns in psoriasis. *Int J Dermatol* 2010;49:249–56.

Musumeci ML, Lacarrubba F, Verzì AE, Micali G. Evaluation of the vascular pattern in psoriatic plaques in children using videodermatoscopy: an open comparative study. *Pediatr Dermatol* 2014;31:570-4.

2.1.3 Erupção (Aguda) Provocada por Drogas

Aspecto clínico: Frequentemente ocorre na área genital algumas horas após a tomada de algum medicamento, e manifesta-se por manchas eritematosas bem definidas, arredondadas ou ovaladas, muitas vezes apresentando uma tonalidade típica, do vermelho escuro ao violáceo (Figura 2.1.7). O aparecimento de lesões múltiplas é mais comum nos episódios recorrentes. Na fase aguda, pode haver edema, formação de bolhas (Figura 2.1.8) e, eventualmente, podem ocorrer erosão e secreção com corrimento (Figuras 2.1.9 e 2.1.10). A queixa principal é queimação, mas algumas pacientes são assintomáticas ou apresentam prurido leve. As lesões erosivas são bastante dolorosas.

Definição: A erupção genital provocada por drogas é uma reação mucocutânea adversa, desencadeada pela ingestão de uma droga, sendo mediada por mecanismo celular e caracteriza-se pela recorrência, no mesmo local, quando a droga é novamente usada.

Etiologia: Qualquer droga pode causar uma erupção cutânea, por efeito citotóxico direto ou imunomediado. Os agentes causadores mais comuns compreendem os antibióticos, notadamente a tetraciclina, os agentes anti-inflamatórios não esteroides, os antiepilépticos e as fenotiazinas. A via de administração do agente causador pode ser oral, retal ou intravenosa.

Epidemiologia: É frequente, podendo representar 10 a 20% de todas as erupções por drogas. A frequência verdadeira pode ser maior do que a das estimativas atuais, em razão da disponibilização de medicamentos sem receita médica e do uso de suplementos nutricionais que, sabidamente, podem desencadear erupções provocadas por drogas. A localização mais frequente da reação mucocutânea à drogas são a genitália e a mucosa oral, mas a pele da genitália é considerada o sítio mais frequentemente envolvido.

Evolução clínica: Em um indivíduo previamente sensibilizado, a erupção pode ocorrer desde 30 minutos até 8 horas após a ingestão da droga, e a reação persiste, enquanto a droga permanece sendo usada. As lesões curam espontaneamente poucos dias ou semanas após a suspensão da droga, deixando manchas pigmentadas, decorrentes da reação pós-inflamatória residual, que variam de coloração marrom-escura até violáceo. Se a mesma droga for usada novamente, a lesão reaparece e se agrava, deixando uma pigmentação pós-inflamatória que aumenta a cada nova exposição à droga.

Diagnóstico: Geralmente o diagnóstico é clínico e feito com base na história médica prévia e nas características clínicas. Os exames de sangue não são úteis, apesar de a eosinofilia ser comum nos casos de reação cutânea por drogas. Os testes cutâneos e de provocação oral são usados para identificar o agente suspeito e para avaliar a sensibilidade cruzada a medicações. A administração da droga causadora pode confirmar o diagnóstico, mas deve ser evitada.

Diagnóstico diferencial: Eritema multiforme, herpes simples recorrente, intertrigo, penfigoide bolhoso e líquen plano erosivo.

Terapia: É obrigatório identificar e interromper o uso da droga que causou a reação adversa. Depois da suspensão da droga, o tratamento das erupções causadas por drogas é sintomático. O uso de anti-histamínicos sistêmicos e corticosteroides tópicos pode ser eficaz para acelerar a recuperação. Se houver suspeita de infecção secundária, o uso de antibióticos, de antissépticos e os cuidados com os ferimentos são recomendáveis.

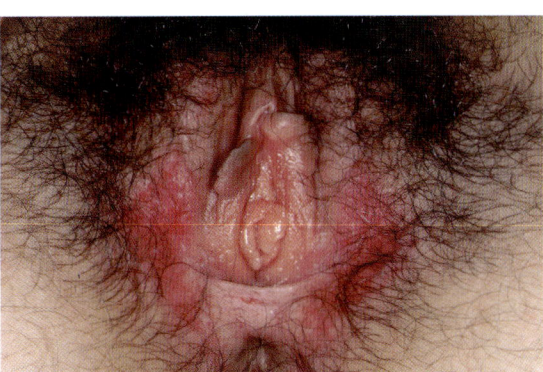

FIGURA 2.1.7 Erupção aguda provocada por drogas.

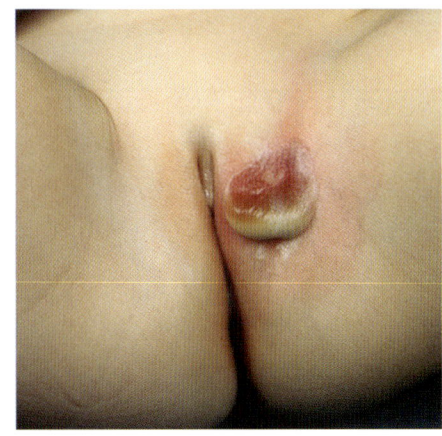

FIGURA 2.1.8 Formação bolhosa secundária a uma erupção aguda provocada por drogas.

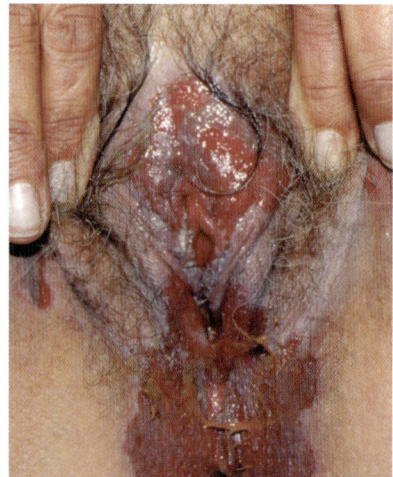

FIGURA 2.1.9 Erosões exsudativas vermelho-escuras, secundárias a uma erupção aguda provocada por drogas.

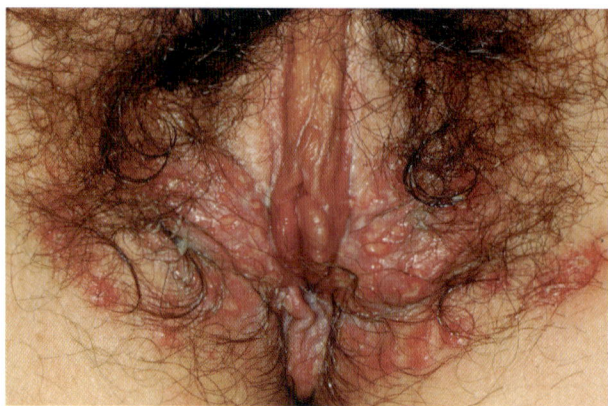

FIGURA 2.1.10 Erosões bolhosas e exsudativas circundadas por eritema, em erupção aguda provocada.

Bibliografia

Fischer G. Vulvar fixed drug eruption. A report of 13 cases. *J Reprod Med* 2007;52:81–6.
Ozkaya-Bayazit E. Specific site involvement in fixed drug eruption. *J Am Acad Dermatol* 2003;49:1003–7.
Wain EM, Neill S. Fixed drug eruption of the vulva secondary to fluconazole. *Clin Exp Dermatol* 2008;33:784–5.

2.1.4 Tricomoníase

Aspecto clínico: A apresentação clássica se caracteriza por um corrimento malcheiroso, amarelo esverdeado, exsudando da parede vaginal inflamada (Figura 2.1.11). A vagina pode estar edemaciada e vermelha, e a cérvice pode apresentar um aspecto de "morango", caraterizado por pintas vermelhas, decorrente de pequenas lesões hemorrágicas. O envolvimento da cérvice (Figura 2.1.12) é facilmente evidenciado com a aplicação de tintura de iodo (Figuras 2.1.13 a 2.1.15), e pode estar associado à coceira, dor e transtornos urinários.

Definição: É uma infecção vaginal comum, sexualmente transmitida.
Etiologia: É causada por um flagelado unicelular, o *Trichomonas vaginalis*.
Epidemiologia: É mais frequente em mulheres jovens, entre 20 e 29 anos de idade.
Evolução clínica: Geralmente assintomática. Se não tratada, pode levar a uma doença inflamatória pélvica.

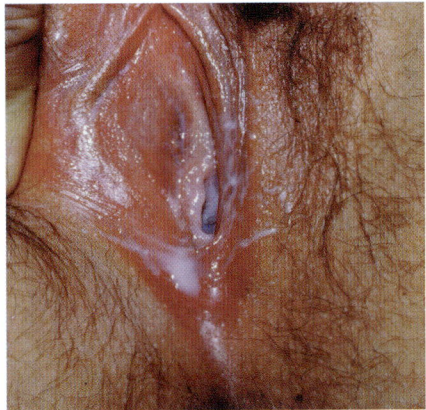

FIGURA 2.1.11 Corrimento vaginal evidente, na tricomoníase.

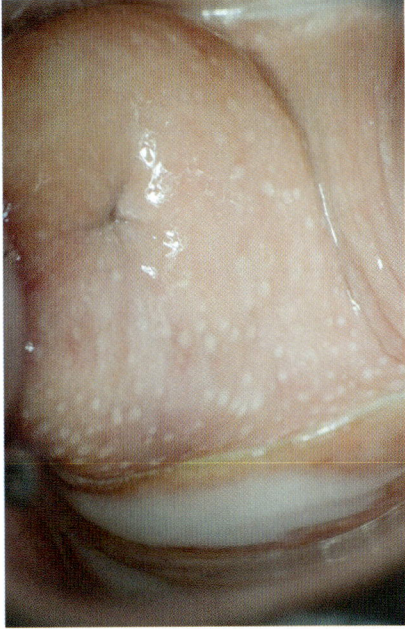

FIGURA 2.1.12 Envolvimento cervical na tricomoníase.

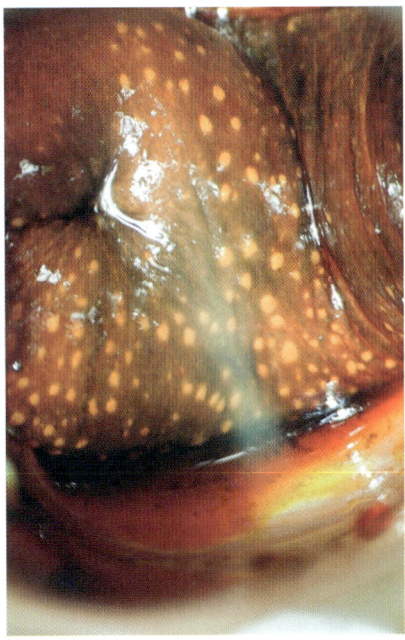

FIGURA 2.1.13 Tricomoníase cervical após aplicação de tintura de iodo.

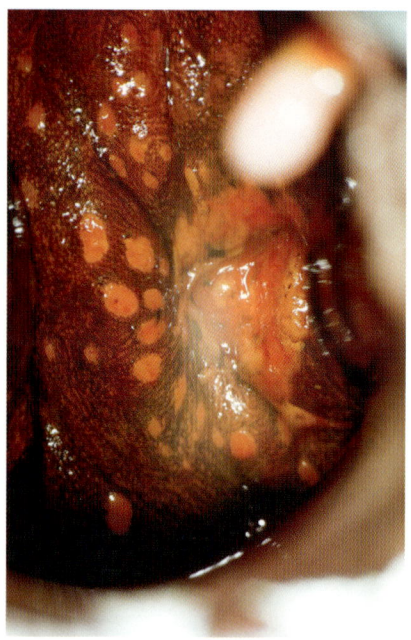

FIGURA 2.1.14 Tricomoníase cervical após aplicação de tintura de iodo.

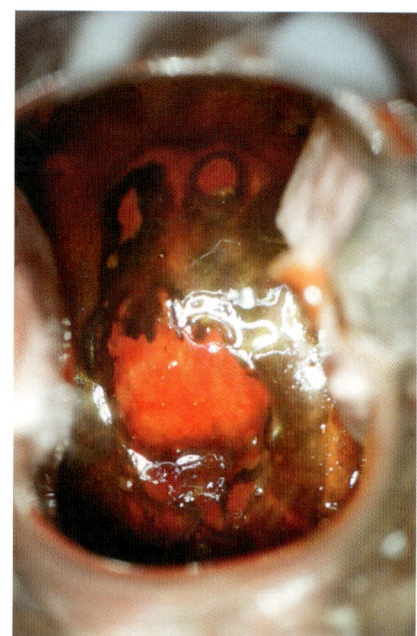

FIGURA 2.1.15 Tricomoníase cervical após aplicação de tintura de iodo.

Diagnóstico: Tradicionalmente, o diagnóstico baseia-se na observação microscópica e em culturas.

Diagnóstico diferencial: Vaginoses bacterianas, candidíase e infecções por clamídia e gonococo.

Terapia: O tratamento principal é com metronidazol, tópico ou oral.

Bibliografia

Azzam-W M, Cermeño-Vivas JR, Orellán-García Y, Penna SJ. Vulvovaginitis caused by Candida spp. and Trichomonas vaginalis in sexually active women. *Invest Clin* 2002;43:3–13.

Huppert JS. Trichomoniasis in teens: An update. *Curr Opin Obstet Gynecol* 2009;21:371–8.

Kassem HH, Majoud OA. Trichomoniasis among women with vaginal discharge in Benghazi city, Libya. *J Egypt Soc Parasitol* 2006;36:1007–16.

Mitchell L, Hussey J. Trichomonas vaginalis: An unusual presentation. *Int J STD AIDS* 2010;21:664–5.

2.1.5 Vestibulite Vulvar

Aspecto clínico: É um eritema vestibular que se apresenta como pequenas manchas, com diâmetro variado entre 2 e 7 mm, circundando as glândulas do vestíbulo vulvar e, às vezes, estendendo-se para o trígono vestibular (Figura 2.1.16). Tipicamente, ocorre uma resposta excessivamente dolorosa, se um cotonete for aplicado suavemente nessas áreas. Raramente, podem ser observadas pequenas ulcerações. A queixa de queimação e dor intensa ao tentar a penetração vaginal é frequente. Pode haver queixa de dor vaginal profunda associada a um vaginismo secundário, mas o exame não revela vaginite.

Definição: Síndrome dolorosa complexa, considerada um subtipo da vulvodinia e caracterizada pelo aumento da sensibilidade da mucosa vestibular.

Etiologia: Causa desconhecida. Os possíveis fatores associados compreendem os agentes químicos e os irritantes vulvares, os traumatismos e as infecções, como a infecção subclínica pelo papilomavírus humano, a candidíase recorrente crônica ou a vaginose bacteriana recorrente crônica, bem como os fatores genéticos, hormonais e psicológicos. Alguns investigadores postularam a existência de causas neurológicas, como a hiperplasia neural vestibular, ou musculares, como a constrição vaginal decorrente da hipertonia dos músculos perivaginais.

Epidemiologia: A idade de ocorrência mais frequente é dos 35 aos 40 anos. A síndrome da vestibulite vulvar é considerada o subtipo da vulvodinia mais comum nas mulheres na pré-menopausa.

Evolução clínica: Classicamente há aumento da sensibilidade, ardência e dor quando as áreas envolvidas são tocadas para higiene, intercurso ou introdução de um tampão. A dor torna o intercurso desconfortável ou completamente impossível, causando diferentes graus de disfunção sexual seguida por depressão e ansiedade.

Diagnóstico: O diagnóstico é clínico, depois de descartadas outras causas de dor vulvar crônica. A sensibilidade localizada, sem eritema vulvovestibular, é diagnóstica, porque esse eritema pode ser observado em mulheres normais, mas sem o desconforto genital.

Diagnóstico diferencial: Vulvovaginites de causas diversas, vulvodinia e vaginismo.

Terapia: Como a vulvodinia frequentemente é uma condição crônica, o acompanhamento médico regular e o encaminhamento a um grupo de tratamento são úteis para a maioria dos pacientes. O tratamento sugerido engloba o fluconazol, citrato de cálcio, antidepressivos tricíclicos, corticosteroides tópicos, fisioterapia com *biofeedback*, cirurgia ou *laserterapia*.

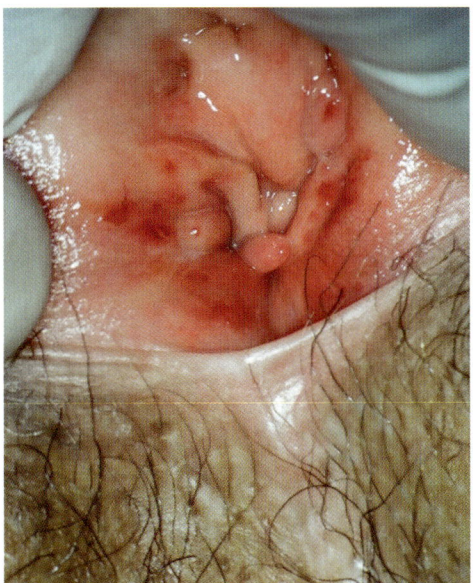

FIGURA 2.1.16 Eritema vestibular pontilhado na vestibulite vulvar.

Bibliografia

Bergeron S, Binik YM, Khalife S, Pagidas K. Vulvar vestibulitis syndrome: A critical review. *Clin J Pain* 1997;13:27–42.

Danby CS, Margesson LJ. Approach to the diagnosis and treatment of vulvar pain. *Dermatol Ther* 2010;23:485–504.

Edgardh K, Abdelnoor M. Vulvar vestibulitis and risk factors: A population-based case–control study in Oslo. *Acta Derm Venereol* 2007;87:350–4.

Tommola P, Unkila-Kallio L, Paavonen J. Surgical treatment of vulvar vestibulitis: A review. *Acta Obstet Gynecol Scand* 2010;89:1385–95.

2.2 Eritema e Edema
2.2.1 Infecção Fúngica/Bacteriana

Aspecto clínico: Podemos observar nas Figuras 2.2.1 a 2.2.3 diferentes graus de edema associado a eritema e corrimento purulento. Frequentemente, estas alterações estão associadas à ardência e prurido. Algumas vezes pode ocorrer descamação acentuada, e pústulas foliculares podem estar presentes.

Definição: A vulvovaginite fúngica ou bacteriana é uma inflamação aguda, decorrente de agentes infecciosos comuns.

Etiologia: Os agentes mais comuns incluem as bactérias anaeróbicas e aeróbicas, como o estafilococos e o estreptococos. Infecções mistas, bacteriana e fúngica (*Candida*) são observadas frequentemente. Os fatores predisponentes mais comumente referidos são contato com irritantes, oclusão e maceração (intertrigo), com subsequente colonização bacteriana secundária anormal.

Epidemiologia: É considerada frequente, embora os dados epidemiológicos disponíveis atualmente não sejam precisos.

Evolução clínica: O início geralmente é agudo. Os sintomas podem ser tão intensos que imediatamente levam a paciente a procurar ajuda médica. Às vezes, podem ocorrer erosões e crostas (Figura 2.2.4), ulcerações e formação de abscessos. Nesses casos, frequentemente são observadas adenopatia e febre.

Diagnóstico: Uma coleta para cultura bacteriana é útil para identificar a bactéria envolvida e direcionar especificamente a antibioticoterapia.

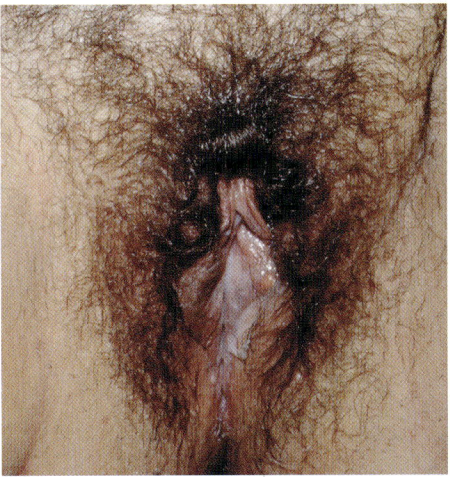

FIGURA 2.2.1 Corrimento vaginal secundário a uma infecção bacteriana.

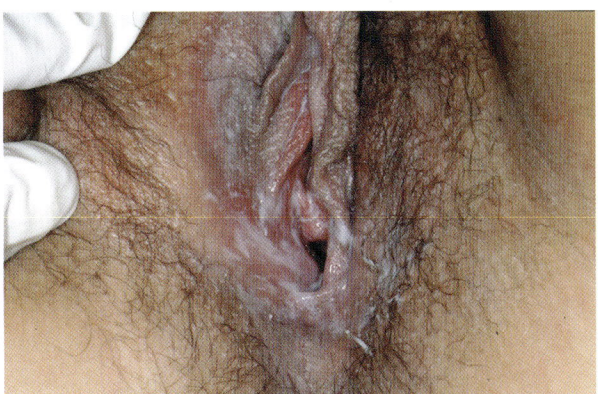

FIGURA 2.2.2 Infecção mista por bactéria e fungo (candidíase).

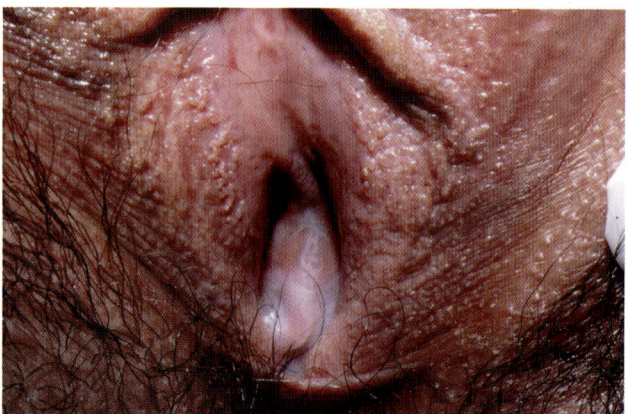

FIGURA 2.2.3 Infecção mista por bactéria e *Candida*. Também é evidente a papilomatose vulvar. (Ver Seção 7.1.2.)

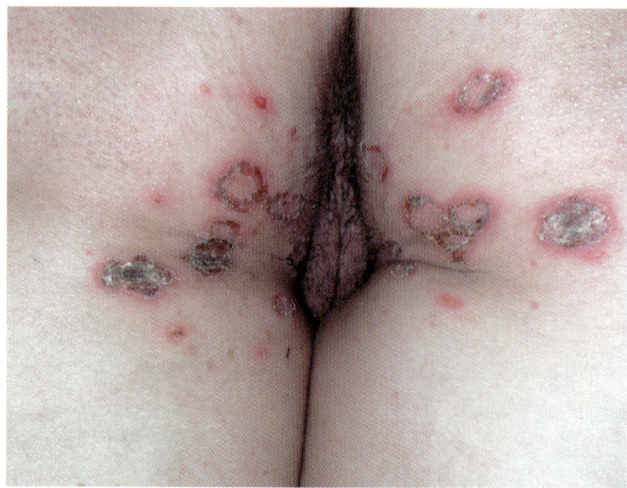

FIGURA 2.2.4 Erosões e crostas secundárias a uma infecção estafilocócica (impetigo). (Cortesia do Professor Mario Pippione.)

Diagnóstico diferencial: Intertrigo, eczema por dermatite de contato, atópico ou por dermatite seborreica, doença de Hailey-Hailey, psoríase inversa, eritrasma, dermatofitose, acrodermatite enteropática e doença de Darier.

Terapia: O tratamento indicado é antibioticoterapias tópica e sistêmica. Recomenda-se a higiene genital cuidadosa com antissépticos locais.

Bibliografia

Biggs WS, Williams RM. Common gynecologic infections. *Prim Care* 2009;36:33–51.

Eckert LO. Clinical practice. Acute vulvovaginitis. *N Engl J Med* 2006;355:1244–52.

Esim Buyukbayrak E, Kars B, Karsidag AY, Karadeniz BI, Kaymaz O, Gencer S, Pirimoglu ZM, Unal O, Turan MC. Diagnosis of vulvovaginitis: Comparison of clinical and microbiological diagnosis. *Arch Gynecol Obstet* 2010;282:515–9.

Sonnex C. Genital streptococcal infection in non-pregnant women: A case-note review. *Int J STD AIDS* 2013;24:447–8.

2.2.2 Candidíase

Aspecto clínico: Na fase aguda, geralmente é observado edema do vestíbulo e dos pequenos e grandes lábios (Figuras 2.2.5 e 2.2.6) que tipicamente podem estar recobertos por placas brancas pouco aderentes e aftas (Figura 2.2.7). Pequenas pápulas eritematosas, alguma vezes cobertas por pústulas esbranquiçadas e um corrimento vaginal grumoso, branco e espesso cobrindo as dobras labiais, a abertura da vagina e a cérvice também podem ser observados. (Figura 2.2.8). Os sintomas relatados com maior frequência são prurido intenso, dor, irritação, ardência urinária e relação sexual dolorosa.

Definição: É uma infecção fúngica da mucosa, que pode-se estender para a pele da vulva e para as pregas inguinais.

Etiologia: As espécies do gênero *Candida* são, provavelmente, a causa mais comum de infecções vulvovaginais não venéreas. A *Candida* quase sempre está presente na flora vaginal, mas pode ocorrer um supercrescimento e pode tornar-se patogênica, causando uma doença inflamatória. Embora as infecções por *Candida* possam ser sexualmente transmitidas, a maioria (85 a 90%) é esporádica e causada pela *Candida albicans*. As espécies não albicans da *Candida* frequentemente estão implicadas nos casos resistentes.

Epidemiologia: A candidíase vulvovaginal é comum em indivíduos saudáveis, a frequência relatada em mulheres sexualmente ativas varia entre 40 e 75%, mas ocorre com maior frequência e de forma mais grave nas mulheres imunocomprometidas, com infecção por HIV ou durante tratamento crônico com corticosteroides tópicos ou sistêmicos ou com agentes quimioterápicos e outras dro-

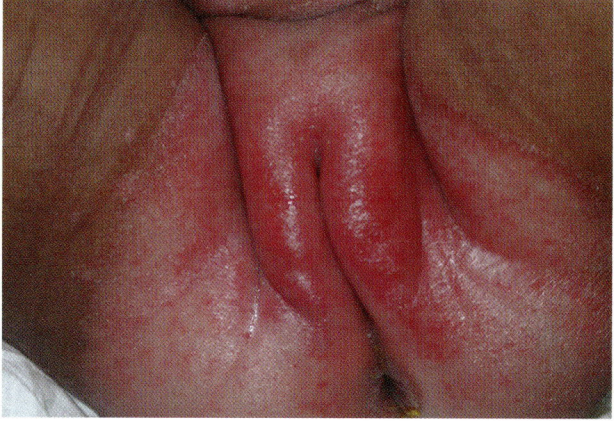

FIGURA 2.2.5 Dermatite das fraldas complicada por candidíase.

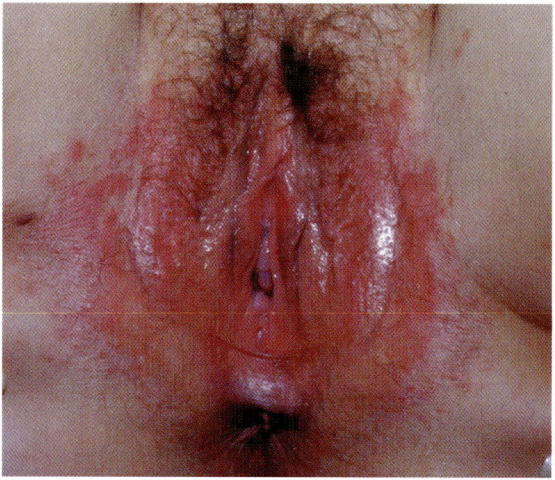

FIGURA 2.2.6 Candidíase aguda.

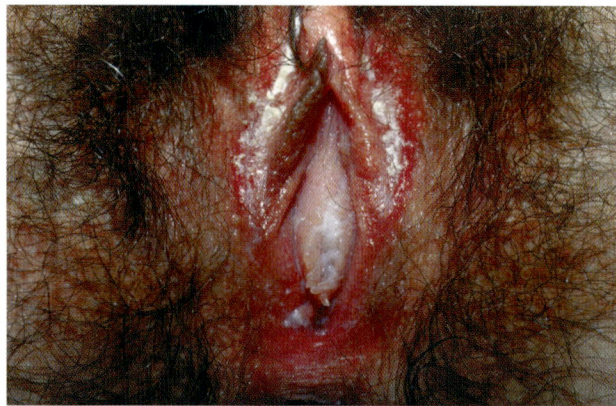

FIGURA 2.2.7 Placas de aftas pouco aderentes, em candidíase aguda.

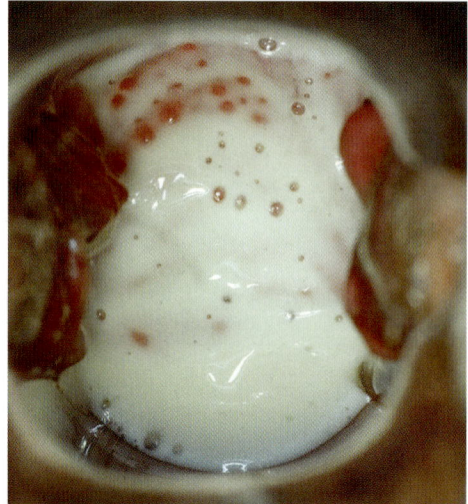

FIGURA 2.2.8 Envolvimento cervical com abundante corrimento branco na candidíase aguda.

gas imunoativas. Os fatores de risco para candidíase incluem diabetes melito, o uso de contraceptivos orais e de antibióticos sistêmicos.

Evolução clínica: Em geral, apresenta um quadro de evolução aguda, mas as recorrências são comuns e, às vezes, podem evoluir de forma crônica. Na candidíase vulvovaginal crônica, podem ser vistos edema acentuado e liquenificação vulvar, às vezes com margens pouco definidas e recobertas por secreção acinzentada e brilhante, composta por células epiteliais e por organismos (Figura 2.2.9).

Diagnóstico: Frequentemente, o diagnóstico é feito pelo exame da genitália externa, da vagina e da cérvice, que mostram uma reação inflamatória com placas esbranquiçadas e um corrimento grumoso típico. O exame bimanual pode ser doloroso, mas não apresenta outras alterações. A confirmação exige a identificação, através de microscopia direta de blastóporos, de hifas ou de pseudo-hifas, em preparações de salina, contendo 10% de hidróxido de potássio, ou o isolamento das espécies de *Candida* em culturas microbiológicas.

Diagnóstico diferencial: Intertrigo, infecções bacterianas, eczema de contato, atópico e dermatite seborreica, doença de Hailey-Hailey, psoríase inversa, eritrasma, dermatofitose, acrodermatite enteropática e doença de Darier.

Terapia: A maioria das linhagens de *C. albicans* que causam candidíase vulvovaginal esporádica não complicada é sensível a agentes fungicidas tópicos à base de azóis. Um tratamento eficaz também pode incluir agentes orais, como o fluconazol ou o itraconazol. Sempre que possível, é recomendado o tratamento dos parceiros sexuais.

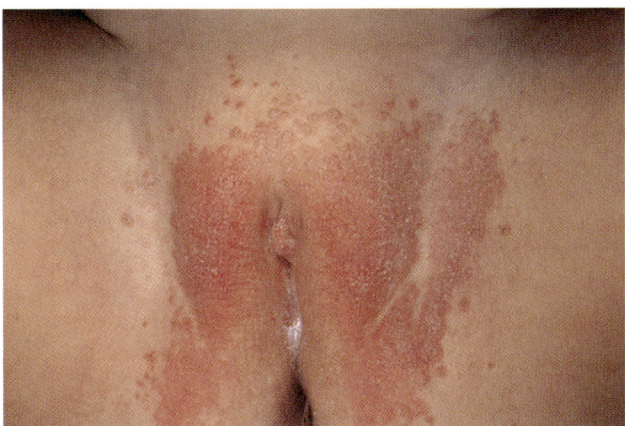

FIGURA 2.2.9 Eritema com área de descamação superficial branco-acinzentada, com liquenificação bem marcada e pápulas periféricas típicas na dermatite das fraldas complicada por candidíase crônica.

Bibliografia

Chatwani AJ, Mehta R, Hassan S, Rahimi S, Jeronis S, Dandolu V. Rapid testing for vaginal yeast detection: A prospective study. *Am J Obstet Gynecol* 2007;196:309.

Donders G, Bellen G, Byttebier G, Verguts L, Hinoul P, Walckiers R, Stalpaert M, Vereecken A, Van Eldere J. Individualized decreasing-dose maintenance fluconazole regimen for recurrent vulvovaginal candidiasis (ReCiDiF trial). *Am J Obstet Gynecol* 2008;199:613.

Nyirjesy P. Vulvovaginal candidiasis and bacterial vaginosis. *Infect Dis Clin North Am* 2008;22:637–52.

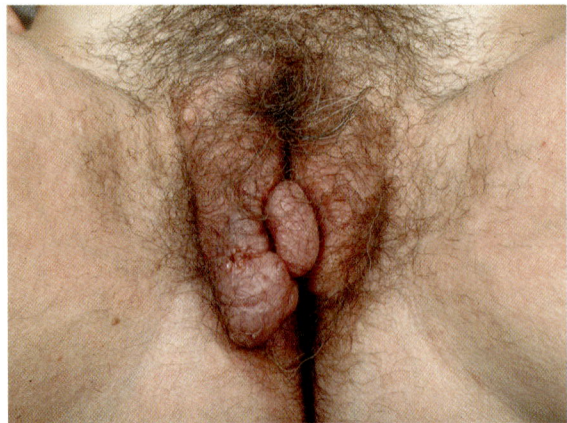

FIGURA 2.2.10 Eritema e edema proeminente: erisipela.

2.2.3 Celulite/Erisipelas

Aspecto clínico: Os lábios apresentam sinais inflamatórios, com eritema, edema e placas vermelhas, endurecidas e doloridas (Figura 2.2.10). Quando envolve apenas a vulva, a infecção pode ser sutil com dor, edema discreto e febre baixa.

Definição: A celulite é uma infecção bacteriana aguda e difusa, que atinge o tecido subcutâneo, e apresenta-se como uma área de pele quente, vermelha e demaciada.

Etiologia: Os agentes causadores mais comuns são os estreptococos hemolíticos do grupo A e o *Staphylococcus aureus*.

Epidemiologia: É bastante rara, sendo mais comum em pacientes com diabetes e linfedema.

Evolução clínica: Em casos graves, a infecção pode estender-se para o períneo, eventualmente desenvolvendo bolhas e crostas, com sintomas locais e sistêmicos mais intensos.

Diagnóstico: O diagnóstico se baseia no aspecto clínico.

Diagnóstico diferencial: Dermatite de contato, urticária/angioedema, herpes-zóster, gangrena e doença metastática.

Terapia: Tratamento com antibióticos sistêmicos contra estreptococos e estafilococos.

Bibliografia

Amankwah Y, Haefner H. Vulvar edema. *Dermatol Clin* 2010;28:765–77.
Aruch DB, Bhusal Y, Hamill RJ. Unusual cause of cellulitis in a patient with hepatitis C and cirrhosis. *Am J Med* 2011;124:e7–8.
Case records of the Massachusetts General Hospital. Weekly clinicopathology exercises. Case 26-1989. A 34-year-old woman with a history of Crohn's disease and recent vulvar cellulitis. *N Engl J Med* 1989;320:1741–7.

2.2.4 Gonorreia

Aspecto clínico: O aspecto usual é de um corrimento endocervical e vaginal mucopurulento. A vulva pode estar vermelha inchada e inflamada, mas o eritema e o edema podem ser mais evidentes na fase crônica (Figuras 2.2.11 a 2.2.14). Disúria, ardência, coceira e sangramento pós-coital são sintomas comuns. O envolvimento das glândulas vestibulares de Bartholin é frequente.

Definição: A gonorreia é uma infecção bacteriana sexualmente transmissível, que geralmente afeta a genitália.

Etiologia: É causada pela *Neisseria gonorrhoeae*, um diplococo intracelular Gram-negativo que pode-se localizar na uretra e na cérvice e no epitélio vaginal nas mulheres jovens pré-púberes.

Epidemiologia: Afeta principalmente adultos jovens sexualmente ativos.

Evolução clínica: Em 80% das mulheres, é praticamente assintomática.

Diagnóstico: É confirmada pela demonstração da *Neisseria gonorrhoeae* em esfregaços com a coloração Gram e por isolamento em cultura. Também podem ser usadas sondas de DNA para a reação em cadeia da polimerase (PCR).

Diagnóstico diferencial: Tricomoníase, vaginose bacteriana, candidíase e infecções por Clamídia.

Terapia: O tratamento efetivo pode ser feito com antibióticos sistêmicos, como as penicilinas, os macrolídios e as tetraciclinas. O risco de resistência aos antibióticos deve ser considerado e para confirmar a eficácia do tratamento pode ser necessário realizar testes de suscetibilidade.

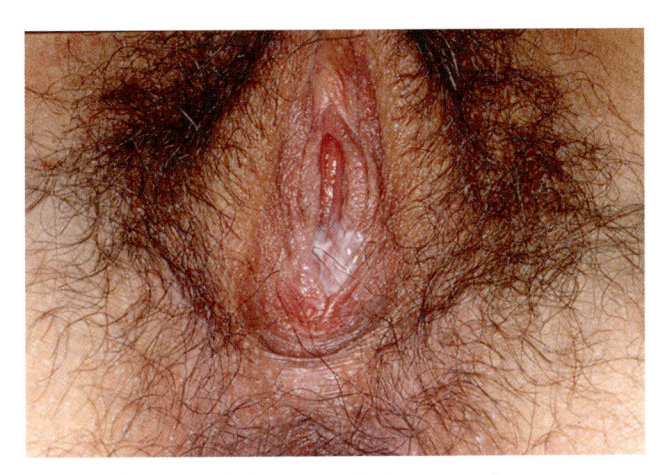

FIGURA 2.2.11 Eritema com corrimento vaginal mucopurulento: gonorreia.

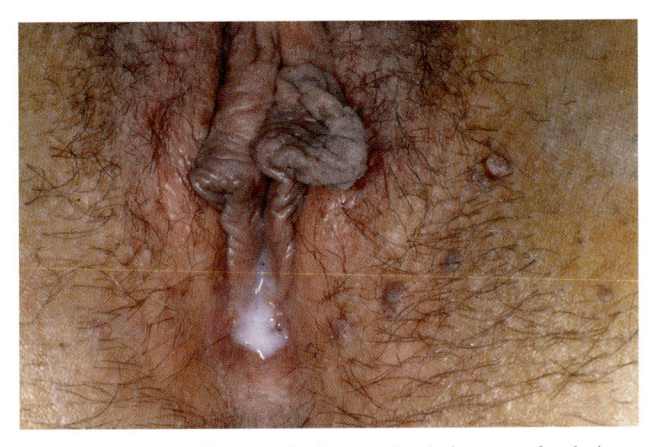

FIGURA 2.2.12 Gonorreia: também são evidentes pápulas arredondadas, reconhecíveis como condilomas múltiplos. (Ver Seção 7.6.3.)

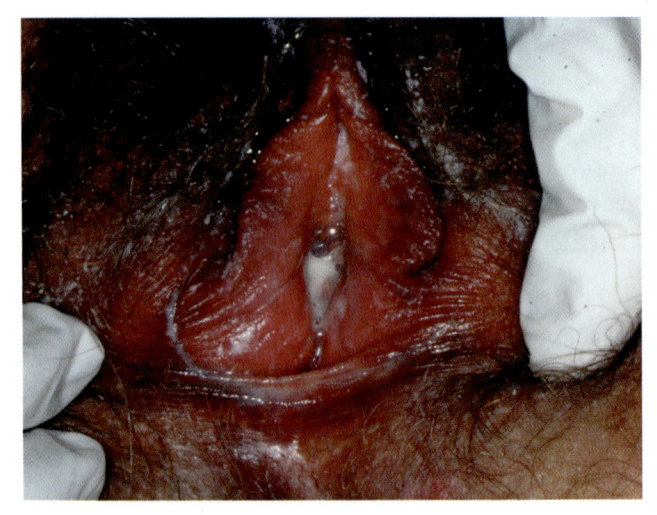

FIGURA 2.2.13 Eritema intenso com secreção vaginal mucopurulenta: gonorreia.

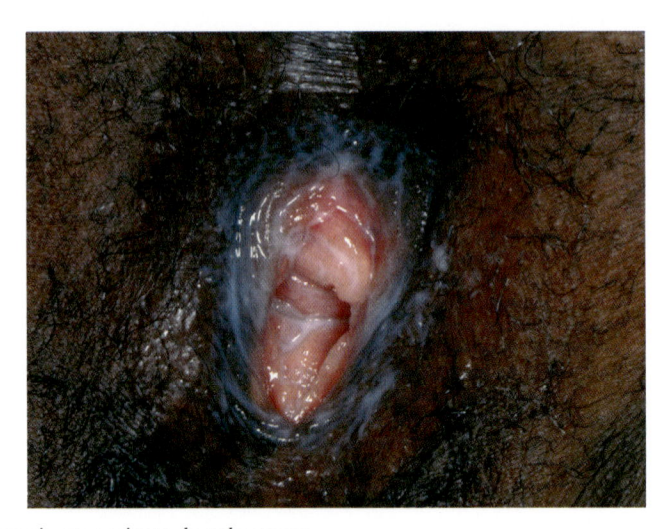

FIGURA 2.2.14 Gonorreia em paciente de pele escura.

Bibliografia

Bignell C, Ison CA, Jungmann E. Gonorrhoea. *Sex Transm Infect* 2006;82 Suppl 4:iv6–9.
Woods CR. Gonococcal infections in neonates and young children. *Semin Pediatr Infect Dis* 2005;16:258–70.

2.2.5 Dermatite de Contato (Aguda)

Aspecto clínico: Na dermatite de contato (CD) aguda, o eritema difuso e o edema com margens bem marcadas podem envolver a vulva e estender-se pelas pregas inguinais, alcançando coxas e nádegas, sendo possível uma associação com intertrigo regional. Na CD irritativa (ICD) primária, como, por exemplo, na dermatite das fraldas, as dobras inguinais podem não ser atingidas (Figuras 2.2.15 e 2.2.16). O envolvimento do vestíbulo vulvar com pequenas fissuras ao redor do introito pode ser observado algumas vezes. Edema e marcas resultantes do ato de coçar são frequentes e podem favorecer uma infecção bacteriana (Figuras 2.2.17 e 2.2.18). Ardência e prurido podem ocorrer, mas a ardência é relatada com mais frequência na ICD, enquanto o prurido é uma queixa comum na CD alérgica (ACD). A dispareunia é uma queixa frequente nas mulheres com envolvimento vestibular.

Definição: É uma inflamação da pele induzida por um agente externo, que atua como irritante na ICD ou como alérgeno na ACD. Há um espectro variado de formas desde a fase aguda, com eritema leve ou bolhoso e lesões por abrasão, até as formas mais tardias da fase crônica, com placas espessas, fissuradas e com liquenificação.

Etiologia: No caso da ICD, a reação inflamatória é causada por agentes químicos e físicos, que atuam por efeito citotóxico direto, não imunológico. No caso da ACD, ocorre uma resposta imune tardia do tipo IV, mediada por células, em indivíduos sensibilizados. Os produtos comuns que contêm agentes químicos capazes de causar CD incluem sabonetes, absorventes menstruais, papel higiênico, fraldas, detergentes e amaciantes sintéticos, *sprays* femininos, cosméticos, lubrificantes íntimos, espermicidas, pessários e preservativos. A urina e as fezes também são causas frequentes de ICD vulvar em bebês e em pacientes com incontinência (dermatite das fralda) e mesmo a saliva e o sangue podem, ocasionalmente, ser alérgenos. Os medicamentos tópicos mais propensos a causar CD são a benzocaína, os cremes hormonais, os corticosteroides, os antifúngicos tópicos e os antibióticos.

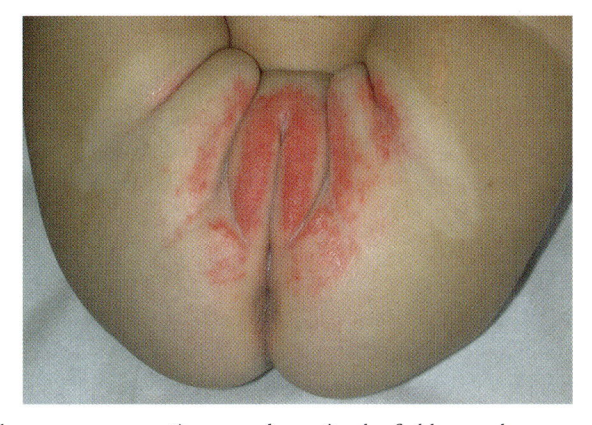

FIGURA 2.2.15 Eritema leve nas pregas cutâneas na dermatite das fraldas aguda.

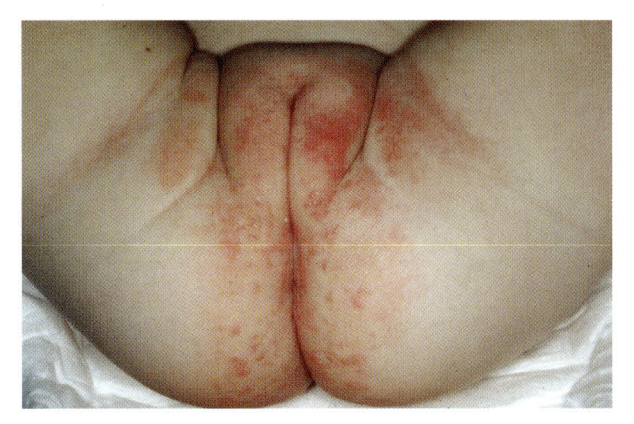

FIGURA 2.2.16 Eritema com consequentes vesículas disseminadas na dermatite das fraldas.

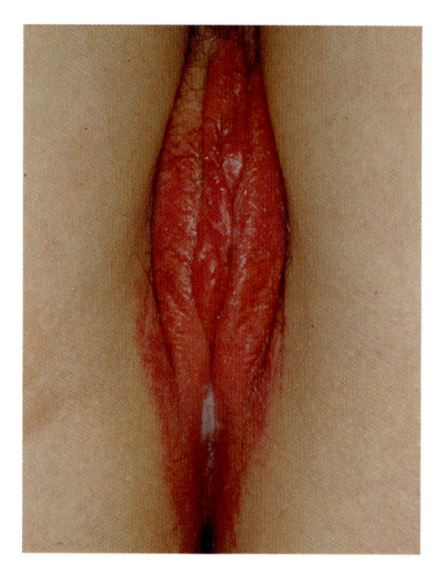

FIGURA 2.2.17 Edema proeminente por dermatite de contato aguda, com superinfecção bacteriana.

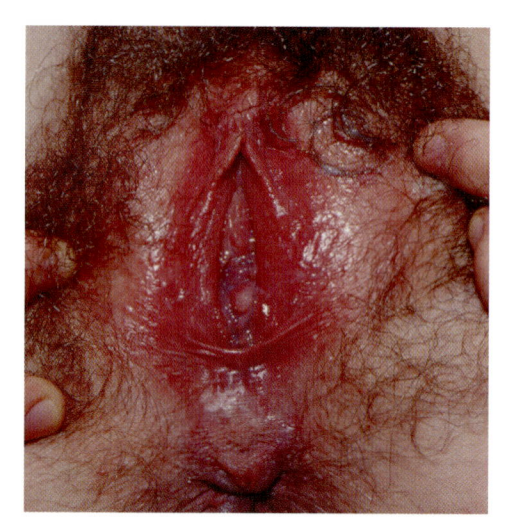

FIGURA 2.2.18 Dermatite de contato aguda com superinfecção bacteriana.

Epidemiologia: A incidência da CD na população em geral é desconhecida, entretanto, a incidência relatada em clínicas ginecológicas variou entre 20 e 30% no Reino Unido e foi de 15% na Austrália.

Evolução clínica: Se o agente causador for identificado e evitado, ocorre a regressão da ACD e da ICD. Caso contrário, podem-se tornar crônicas. Superinfecções bacterianas ou fúngicas podem complicar a evolução clínica.

Diagnóstico: O diagnóstico da CD da vulva geralmente é feito por uma história clínica detalhada e de um exame físico cuidadoso. Testes de alergia cutânea podem ser úteis para identificar a ACD. Se o resultado for negativo, e os sintomas ocorrerem logo após a exposição ao irritante, deve-se considerar uma ICD. Às vezes torna-se necessária uma biópsia para excluir outras condições.

Diagnóstico diferencial: Dermatite atópica, dermatite seborreica, candidíase, intertrigo, psoríase, eritrasma, dermatofitose, acrodermatite enteropática, doença de Darier e doença de Paget extramamária.

Terapia: A base do tratamento da CD é a identificação e remoção do irritante ou do alérgeno causador. Detalhes da rotina diária do paciente quanto à higiene genital devem ser analisados. Todas as pacientes devem ser instruídas em relação aos cuidados com a vulva e devem ser aconselhadas a evitar potenciais irritantes, incluindo a fricção por roupas apertadas, o intercurso e o uso de espermicidas e lubrificantes artificiais durante a fase aguda da doença. Corticosteroides tópicos podem ser prescritos para reduzir a reação inflamatória. Compressas frias e emolientes tópicos também podem ser benéficos. Anti-histamínicos orais podem ser usados para aliviar o prurido. Deve ser investigada a possível sobreposição de infecções bacterianas e fúngicas, que devem ser tratadas com antibióticos e antifúngicos. Pomadas bloqueadoras podem ser prescritas para minimizar o contato e evitar as recorrências.

Bibliografia

Burrows LJ, Shaw HA, Goldstein AT. The vulvar dermatoses. J Sex Med 2008;5:276–83.

Crone AM, Stewart EJ, Wojnarowska F, Powell SM. Aetiological factors in vulvar dermatitis. *J Eur Acad Dermatol Venereol* 2000;14:181–6.

Haverhoek E, Reid C, Gordon L, Marshman G, Wood J, Selva-Nayagam P. Prospective study of patch testing in patients with vulval pruritus. *Australas J Dermatol* 2008;49:80–5.

Kint B, Degreef H, Dooms-Goossens A. Combined allergy to human seminal plasma and latex: Case report and review of the literature. *Contact Dermatitis* 1994;30:7–11.

Margesson LJ. Contact dermatitis of the vulva. *Dermatol Ther* 2004;17:20–7.

Nardelli A, Degreef H, Goossens A. Contact allergic reactions of the vulva: A 14-year review. *Dermatitis* 2004;15:131–6.

O'Gorman SM, Torgerson RR. Allergic contact dermatitis of the vulva. *Dermatitis* 2013;24:64–72.

Utaş S, Ferahbas¸ A, Yildiz S. Patients with vulval pruritus: Patch test results. *Contact Dermatitis* 2008;58:296–8.

2.3 Eritema com Escamação

2.3.1 Dermatofitose

Aspecto clínico: Apresenta-se na porção pilosa da vulva, como uma erupção cutânea eritematosa, frequentemente pruriginosa (Figuras 2.3.1 e 2.3.2), com descamação e bordas em forma anular típica. Apresentam um crescimento lento e centrífugo, podendo-se estender (Figuras 2.3.3 e 2.3.4) bilateralmente, de forma simétrica em direção às cristas ilíacas (Figura 2.3.5) e em torno da área das nádegas. Às vezes podem ser observadas pápulas eritematosas, maceração e pústulas (Figura 2.3.6).

Definição: É uma infecção fúngica superficial, também conhecida como "tinea crural" (do latim *tinea cruris*) ou micose, que geralmente envolve a virilha e pode estender-se até a genitália.

Etiologia: Os agentes causadores incluem *Epidermophyton floccosum*, *Trichophyton rubrum* e *Trichophyton mentagrophytes*.

Epidemiologia: Afeta principalmente adultos jovens. As mulheres são afetadas com menos frequência do que os homens. Raramente, a dermatofitose, tem sido descrita com sua localização primária no púbis ou na vulva, em geral a sua disseminação ocorre a partir das pregas inguinais. Pode ser transmitida por um parceiro sexual ou por autoinoculação. Os pacientes podem apresentar *tinea pedis* ou onicomicoses associada à dermatofitose vulvar. O uso de roupas sintéticas apertadas pode agravar o quadro clinico.

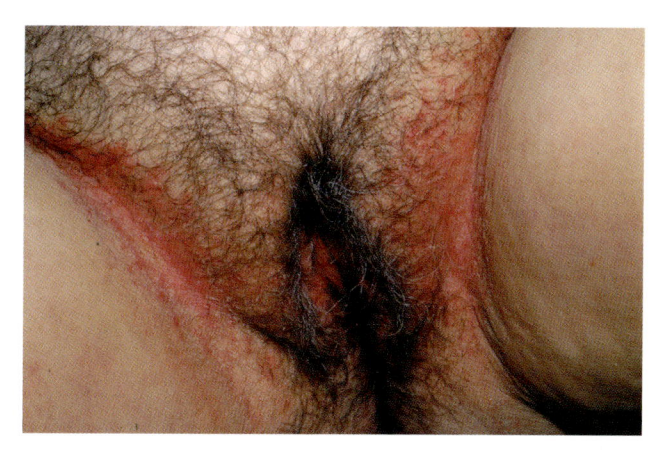

FIGURA 2.3.1 Cristas inguinais apresentando eritema com descamação marginal: dermatofitose.

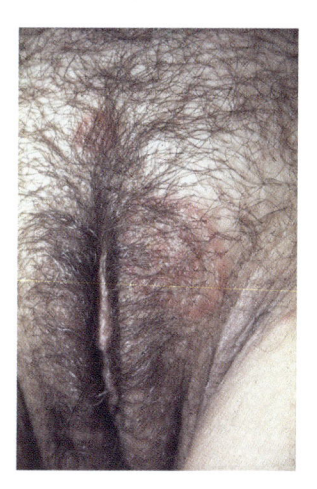

FIGURA 2.3.2 Erupção eritematosa e descamativa em forma de anel: dermatofitose.

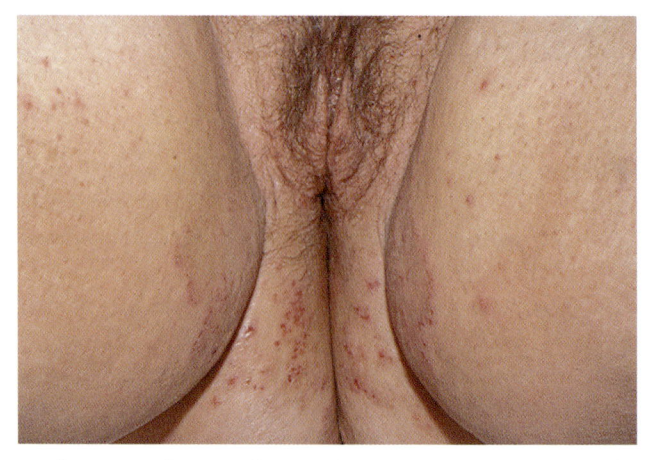

FIGURA 2.3.3 Margens anulares proeminentes: dermatofitose.

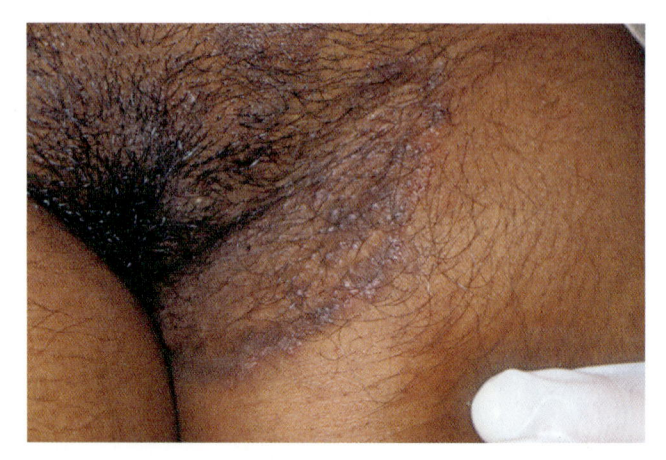

FIGURA 2.3.4 Dermatofitose em paciente de pele escura.

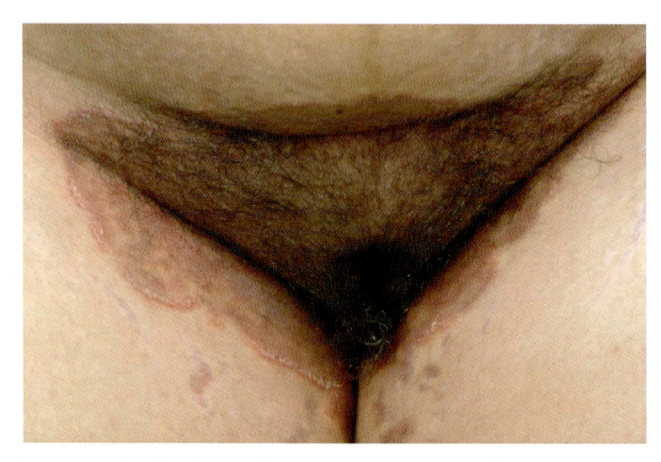

FIGURA 2.3.5 Aumento progressivo de placas eritematosas com margens bem marcadas e descamativas: dermatofitose. (Cortesia do Professor Mario Pippione.)

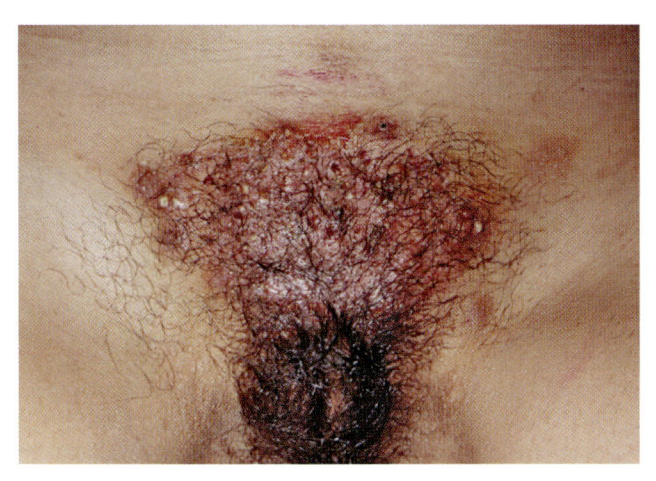

FIGURA 2.3.6 Pústulas disseminadas, com envolvimento folicular, em um caso de dermatofitose com inflamação marcante.

Evolução clínica: Geralmente é erradicada com um tratamento adequado, embora possa haver recorrências. Um tratamento inadequado com corticosteroides tópicos pode causar desenvolvimento da *tinea incognita*, uma infecção fúngica atípica e incorretamente diagnosticada.

Diagnóstico clínico: O quadro clínico permite realizar o diagnóstico, mas a confirmação é feita pelo exame microscópico com hidróxido de potássio a 10% ou pela cultura obtida a partir de uma escamação periférica.

Diagnóstico diferencial: Candidíase, infecções bacterianas, eczema de contato, atópico ou por dermatite seborreica, doença de Hailey-Hailey, psoríase inversa, eritrasma, intertrigo, acrodermatite enteropática, doença de Darier e doença de Paget extramamária.

Terapia: Medicações tópicas que sejam eficazes para o eritema e para a descamação sem pústulas ou pápulas incluem as pomadas antifúngicas, contendo azóis ou alilaminas. As formas disseminadas com placas espessas ou a evidência de envolvimento folicular podem exigir terapia antimicótica oral.

Bibliografia

Barile F, Filotico R, Cassano N. Pubic and vulvar inflammatory tinea due to Trichophyton mentagrophytes. *Int J Dermatol* 2006;45:1369–70.

Chang SE, Lee DK, Choi JH, Moon KC, Koh JK. Majocchi's granuloma of the vulva caused by Trichophyton mentagrophytes. *Mycoses* 2005;48:382–4.

Margolis DJ, Weinberg JM, Tangoren IA, Cheney RT, Johnson BL Jr. Trichophytic granuloma of the vulva. *Dermatology* 1998;197:69–70.

Pinto V, Marinaccio M, Serratì A, D'Addario V, Saracino V, De Marzo P. Kerion of the vulva. Report of a case and review of the literature. *Minerva Ginecol* 1993;45:501–5.

2.3.2 Dermatite de Contato (Crônica)

Aspectos clínicos: A CD crônica é clinicamente caracterizada por descamação (escamação), secura (xerose) e liquenificação em uma área de eritema (Figuras 2.3.7 e 2.3.8). Escoriações, fissuras e eventuais ulcerações podem ser observadas em placas espessadas e com liquenificação. Em geral, está associada à coceira intensa.

Definição: É uma reação cutânea inflamatória crônica, relacionada com ICD primária persistente ou com ACD.

Etiologia: A reação inflamatória é causada por agentes físicos ou químicos que, no caso da ICD primária, atuam por efeito citotóxico direto, não imunológico e no caso da ACD, atuam através de uma resposta imune tardia, do tipo IV, mediada por células, em indivíduos sensibilizados.

Epidemiologia: A incidência registrada em clínicas de ginecologia para as formas agudas e crônicas juntas varia de 15% na Austrália a 30% no Reino Unido.

Evolução clínica: Podem ocorrer superinfecções bacterianas ou fúngicas. A coceira intensa e persistente é muito estressante para os pacientes, causando transtornos de sono e significativo desconforto psicológico.

Diagnóstico: Geralmente, o diagnóstico de CD vulvar é feito pela história detalhada e de um cuidadoso exame físico. Os testes de alergia cutânea podem ser úteis para identificar a ACD. Quando o resultado é negativo e há referência de sintomas imediatamente após a exposição, a ICD deve ser considerada. Às vezes pode ser necessária uma biópsia para excluir outras condições.

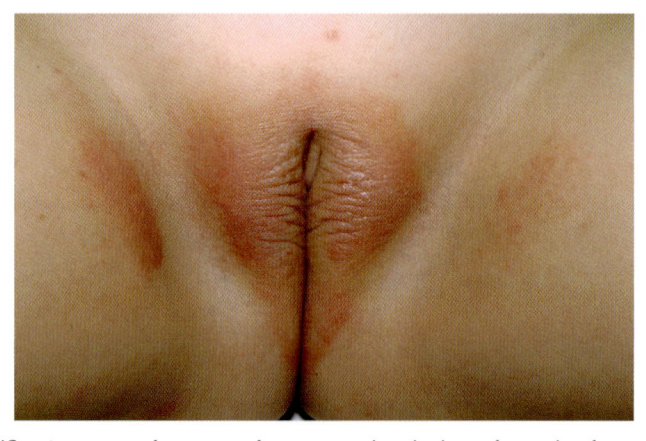

FIGURA 2.3.7 Liquenificação acentuada, poupando as pregas inguinais na dermatite de contato (das fraldas).

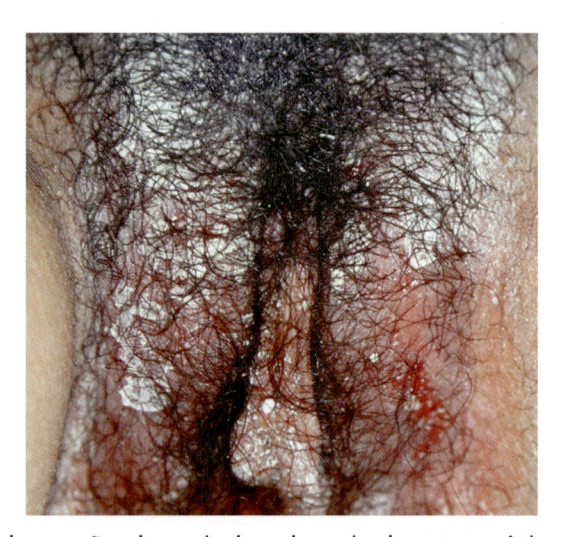

FIGURA 2.3.8 Abundante descamação esbranquiçada na dermatite de contato crônica.

Diagnóstico diferencial: Dermatite atópica, candidíase, líquen simples crônico, eritrasma, dermatofitose, acrodermatite enteropática, doença de Darier e doença de Paget extramamária.

Terapia: A base do tratamento da CD é a identificação e remoção do irritante ou do alérgeno causador. Detalhes da rotina diária de higiene genital da paciente devem ser revisados. Todas as pacientes devem ser instruídas quanto aos cuidados apropriados com sua vulva e aconselhadas a evitar os potenciais irritantes e alérgenos, como sabonetes ásperos, detergentes e amaciantes comerciais, cosméticos aromatizados, *sprays*, absorventes menstruais ou papel higiênico, lubrificantes, espermicidas e drogas tópicas desnecessárias. Para reduzir a inflamação, podem ser prescritos emolientes e corticosteroides tópicos. Também pode ser sugerido o uso regular de cremes de barreira. A sobreposição de infecções bacterianas e/ou fúngicas deve ser descartada ou tratada com antibióticos e antifúngicos. Para aliviar a coceira e facilitar o sono podem ser usados anti-histamínicos orais ou doses baixas de antidepressivos tricíclicos. Corticoides e ciclosporina orais e inibidores tópicos da calcineurina, por períodos curtos, podem representar opções alternativas em casos de ACD grave e/ou resistente.

Bibliografia

Burrows LJ, Shaw HA, Goldstein AT. The vulvar dermatoses. *J Sex Med* 2008;5:276–83.

Crone AM, Stewart EJ, Wojnarowska F, Powell SM. Aetiological factors in vulvar dermatitis. *J Eur Acad Dermatol Venereol* 2000;14:181–6.

Haverhoek E, Reid C, Gordon L, Marshman G, Wood J, Selva-Nayagam P. Prospective study of patch testing in patients with vulval pruritus. *Australas J Dermatol* 2008;49:80–5.

Margesson LJ. Contact dermatitis of the vulva. *Dermatol Ther* 2004;17:20–7.

Nardelli A, Degreef H, Goossens A. Contact allergic reactions of the vulva: A 14-year review. *Dermatitis* 2004;15:131–6.

O'Gorman SM, Torgerson RR. Allergic contact dermatitis of the vulva. *Dermatitis* 2013;24:64–72.

Utaş S, Ferahbas A, Yildiz S. Patients with vulval pruritus: Patch test results. *Contact Dermatitis* 2008;58:296–8.

2.3.3 Dermatite Atópica

Aspecto clínico: Pode ocorrer um prurido intenso com uma reação inflamatória acentuada na região genital (Figura 2.3.9). Eritema leve, xerose e descamação fina, com margens bem demarcadas, afetam simetricamente os grandes lábios e, mais raramente, os pequenos lábios e a região interna das coxas. Podem aparecer pequenas vesículas dispersas, que facilmente erosionam (Figura 2.3.10). A consequente exsudação e uma infecção bacteriana secundária podem resultar na formação de crostas cor de mel. Nas formas crônicas, o ato de coçar repetidamente pode levar a uma liquenificação e hiperpigmentação. Coceira e ardência são sintomas comuns.

Definição: Dermatoses inflamatórias recorrente e crônica, que ocorrem predominantemente em pacientes com história pessoal ou familiar de atopia, e que se caracterizam por prurido, eczema, xerose (pele seca) e liquenificação.

Etiologia: Desconhecida, mas relacionada com hipersensibilidade cutânea, superprodução de IgE e defeito na imunidade mediada por células. Fatores genéticos são prováveis, já que ela apresenta recorrência familiar. Várias condições ambientais podem desencadear ou piorar a doença, entre elas o tempo frio, a exposição a detergentes fortes, roupas apertadas e alergias sazonais.

Epidemiologia: É muito comum. Representa aproximadamente 20% de todos os encaminhamentos para clínica dermatológica em alguns estudos de série de casos. A sua incidência e prevalência parecem estar aumentando. A localização genital é considerada rara.

Evolução clínica: É uma doença crônica que, na maioria das vezes, começa em bebês, mas, às vezes, pode persistir e recorrer na vida adulta.

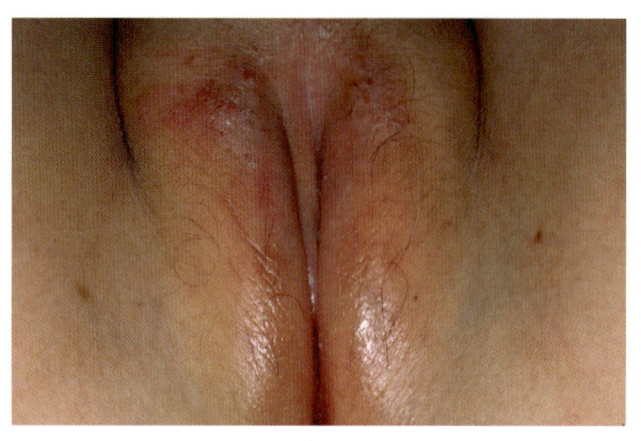

FIGURA 2.3.9 Inflamação vulvar pruriginosa: dermatite atópica.

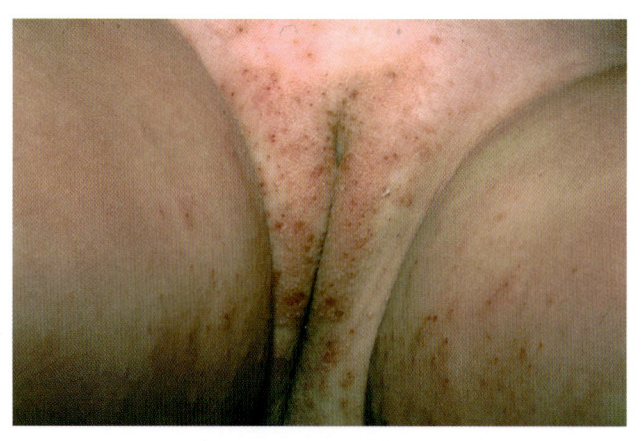

FIGURA 2.3.10 Eritema com bolhas e crostas, na dermatite atópica.

Diagnóstico: Atualmente não existe um teste diagnóstico simples e específico, embora a dermatoscopia possa ser útil para descartar a psoríase. Geralmente, o histórico médico pregresso e o aspecto clínico permitem o diagnóstico correto.

Diagnóstico diferencial: Psoríase inversa, dermatite seborreica, dermatite de contato, candidíase, infecções bacterianas, eritrasma, dermatofitose, líquen simples crônico e acrodermatite enteropática.

Terapia: O tratamento primário envolve a prevenção por evitação ou minimização da exposição aos desencadeantes ambientais. Os tratamentos tópicos eficazes compreendem emolientes, corticosteroides e inibidores da calcineurina (creme de pimecrolimo e unguento de tacrolimo). Nos casos de superinfecção bacteriana, devem ser usados antibióticos tópicos ou sistêmicos. Anti-histamínicos orais podem ser úteis para controlar a coceira noturna.

Bibliografia

Beltrani VS. Atopic dermatitis in adults. *Dermatitis* 2012;23:52–3.
Cookson H, Smith C. Systemic treatment of adult atopic dermatitis. *Clin Med* 2012;12:172–6.
Crone AM, Stewart EJ, Wojnarowska F, Powell SM. Aetiological factors in vulvar dermatitis. *J Eur Acad Dermatol Venereol* 2000;14:181–6.
Denby KS, Beck LA. Update on systemic therapies for atopic dermatitis. *Curr Opin Allergy Clin Immunol* 2012;12:421–6.
Fischer G. Chronic vulvitis in pre-pubertal girls. *Australas J Dermatol* 2010;51:118–23.
García-Avilés C, Carvalho N, Fernández-Benítez M. Allergic vulvovaginitis in infancy: Study of a case. *Allergol Immunopathol* 2001;29:137–40.

2.3.4 Dermatite Seborreica

Aspectos clínicos: Em geral, as lesões genitais são observadas no curso de uma doença generalizada. A dermatite seborreica na vulva se apresenta em placas confluentes, arredondadas, eritematosas e amareladas cobertas por escamas secas ou gordurosas e afeta, principalmente, os grandes lábios e o monte pubiano (Figuras 2.3.11 e 2.3.12) e, às vezes, estende-se até a fenda glútea e as coxas. Um prurido leve é comum, mas algumas pacientes são assintomáticas.

Definição: Dermatose inflamatória recorrente crônica, com predileção por áreas ricas em glândulas sebáceas.

Etiologia: Embora a causa exata ainda seja obscura, há uma óbvia relação com a atividade das glândulas sebáceas, com a hiperproliferação de fungos (*Pityrosporum*) e com a função imune. Pode piorar com as mudanças climáticas sazonais, com estresse psicológico ou físico (doença sistêmica e debilitação), com imunossupressão (especialmente por HIV), ou com transtornos neurológicos (doença de Parkinson ou acidente vascular encefálico [AVE]).

Epidemiologia: É uma afecção comum, com uma prevalência entre 1 e 2% na população em geral e pode afetar desde bebês até idosos. A localização genital é rara e mais frequente em mulheres do que em homens.

Evolução clínica: Em bebês ela geralmente desaparece espontaneamente, mas em indivíduos imunodeficientes ela pode persistir e generalizar-se. Em adolescentes e adultos, tem curso crônico e recorrente. De forma geral não há uma medida capaz de interromper este ciclo permanentemente.

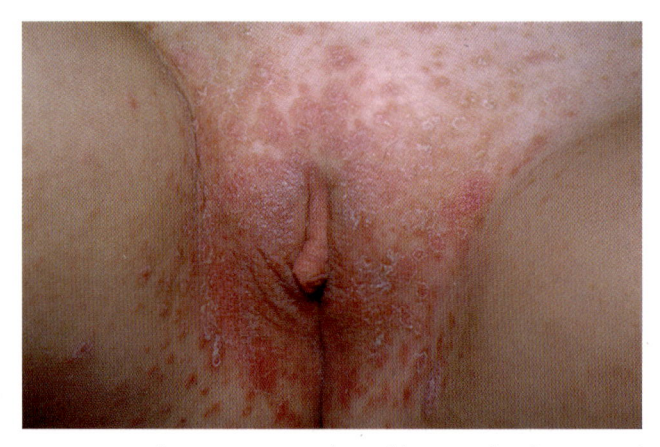

FIGURA 2.3.11 Escamas secas ou gordurosas, com manchas subjacentes de eritema, arredondadas e confluentes, na dermatite seborreica.

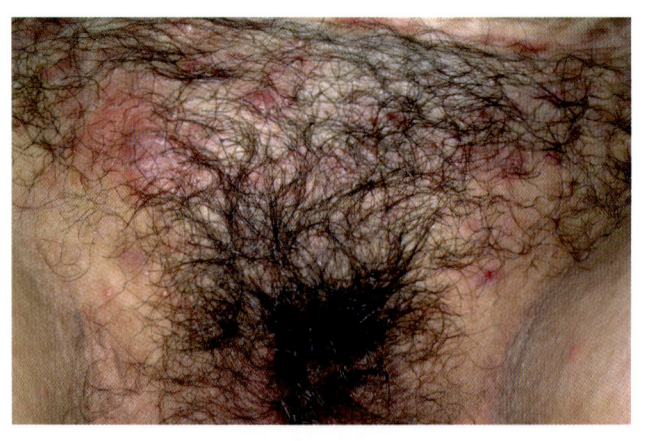

FIGURA 2.3.12 Eritema e descamação no monte pubiano, por dermatite seborreica.

Diagnóstico. O diagnóstico pode ser feito com base na história médica e no exame físico. A inspeção de outras áreas seborreicas geralmente ajuda na sugestão do diagnóstico correto. O exame microscópico direto de raspado de pele superficial em uma preparação com hidróxido de potássio pode ser útil para descartar outras infecções fúngicas. Quando o diagnóstico é impreciso, sugere-se uma biópsia de pele, apesar de os achados histológicos não serem específicos.

Diagnóstico diferencial: Condições frequentemente confundidas com a dermatite seborreica compreendem a psoríase, as infecções bacterianas e fúngicas (inclusive candidíase, eritrasma e dermatofitose) e a dermatite de contato.

Terapia: Preparações antifúngicas e antibacterianas (cremes, espumas e loções) são usadas para tratar a dermatite seborreica com eficácia e segurança. Aplicações intermitentes de esteroides tópicos de baixa potência também podem ser úteis.

Bibliografia

Crone AM, Stewart EJ, Wojnarowska F, Powell SM. Aetiological factors in vulvar dermatitis. *J Eur Acad Dermatol Venereol* 2000;14:181–6.

Dessinioti C, Katsambas A. Seborrheic dermatitis: Etiology, risk factors, and treatments: Facts and controversies. *Clin Dermatol* 2013;31:343–51.

Gaitanis G, Magiatis P, Hantschke M, Bassukas ID, Velegraki A. The *Malassezia* genus in skin and systemic diseases. *Clin Microbiol Rev* 2012;25:106–41.

Sampaio AL, Mameri AC, Vargas TJ, Ramos-e-Silva M, Nunes AP, Carneiro SC. Seborrheic dermatitis. *An Bras Dermatol* 2011;86:1061–71.

Schmidt JA. Seborrheic dermatitis: A clinical practice snapshot. *Nurse Pract* 2011;36:32–7.

Schwartz RA, Janusz CA, Janniger CK. Seborrheic dermatitis: An overview. *Am Fam Physician* 2006;74:125–130.

3

Edema

Stefano Veraldi ▪ Maria Rita Nasca ▪ Giuseppe Micali

3.1 Edema

3.1.1 Angiodema

Aspecto clínico: Caracteriza-se pelo aparecimento súbito de áreas de edema circunscritas e de duração fugaz, envolvendo a pele e a mucosa da região genital (Figuras 3.1.1 e 3.1.2). Pode ocorrer de forma isolada ou como manifestação de uma urticária generalizada. Às vezes pode ser doloroso.

Evolução clínica: Caracteriza-se por episódios recorrentes.

Definição: É um transtorno inflamatório agudo, caracterizado pelo início súbito do edema, envolvendo a pele, o tecido subcutâneo e as mucosas.

Etiologia: Pode ser causado por uma reação alérgica localizada, mais frequente em indivíduos alérgicos a látex (preservativos ou diafragmas) ou que foram sensibilizados pelos fluidos genitais de seu parceiro. A variante hereditária autossômica dominante, que resulta em deficiência ou disfunção do inibidor de Cl, é uma causa bem reconhecida.

Epidemiologia: O angiodema genital é raro.

Diagnóstico: O diagnóstico do angiodema é clínico. Investigações laboratoriais (antigênicas e funcionais) dos inibidores de C1, C1q e C4 devem ser realizadas para descartar o angiodema hereditário. Também devem ser feitos testes de alergia.

Diagnóstico diferencial: Urticária, celulite/erisipela, dermatite de contato, herpes-zóster e gangrena.

Terapia: O tratamento do angiodema idiopático é o mesmo que o da urticária e inclui o uso de anti-histamínicos sistêmicos e de corticosteroides. O angiodema hereditário exige estratégias profiláticas específicas e o manejo farmacológico das manifestações agudas.

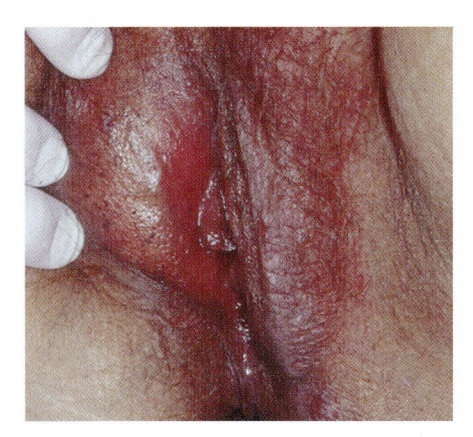

FIGURA 3.1.1 Angiodema.

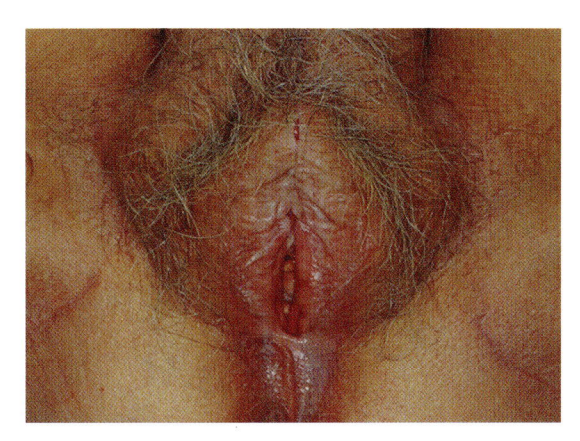

FIGURA 3.1.2 Angiodema.

Bibliografia

Beckmann M, Mühlenstedt D, Happle R. Pregnancy and delivery combined with hereditary angioneurotic edema (author's transl). *Geburtshilfe Frauenheilkd* 1979;39:338–40.

Caballero T, Farkas H, Bouillet L, Bowen T, Gompel A, Fagerberg C, Björkander J et al., C-1-INH Deficiency Working Group. International consensus and practical guidelines on the gynecologic and obstetric management of female patients with hereditary angioedema caused by C1 inhibitor deficiency. *J Allergy Clin Immunol* 2012;129:308–20.

Dhairyawan R, Harrison R, Buckland M, Hourihan M. Hereditary angioedema: An unusual cause of genital swelling presenting to a genitourinary medicine clinic. *Int J STD AIDS* 2011;22:356–7.

Hardy F, Ngwingtin L, Bazin C, Babinet P. Hereditary angioneurotic edema and pregnancy. *J Gynecol Obstet Biol Reprod* 1990;19:65–8.

3.1.2 Linfedema

Aspecto clínico: O primeiro sintoma de linfedema é o aparecimento de edema duro e semelhante à casca de laranja, que pode ser unilateral (Figura 3.1.3) ou bilateral (Figura 3.1.4).

Definição: É uma coleção anormal de líquido rico em proteínas no espaço intersticial resultante de uma obstrução na drenagem linfática, com consequente tumefação dos tecidos moles.

Etiologia: Pode ser primário ou secundário. No linfedema primário, os pacientes apresentam um defeito congênito no sistema linfático, em geral, associado a outras anomalias ou transtornos genéticos, como a síndrome das unhas amarelas, a síndrome de Turner e xantomatose. O linfedema secundário pode estar associado a uma neoplasia com obstrução do sistema linfático, a episódios recorrentes de linfangite ou celulite, à obesidade, a traumatismos, à cirurgia ou à radioterapia. Em países tropicais subdesenvolvidos, a filariose é outra causa comum de linfedema genital massivo.

Epidemiologia: As formas primárias são raras, mas as adquiridas são mais frequentes.

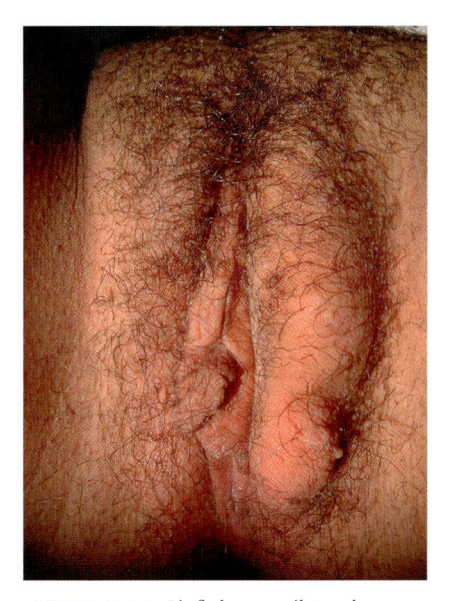

FIGURA 3.1.3 Linfedema unilateral.

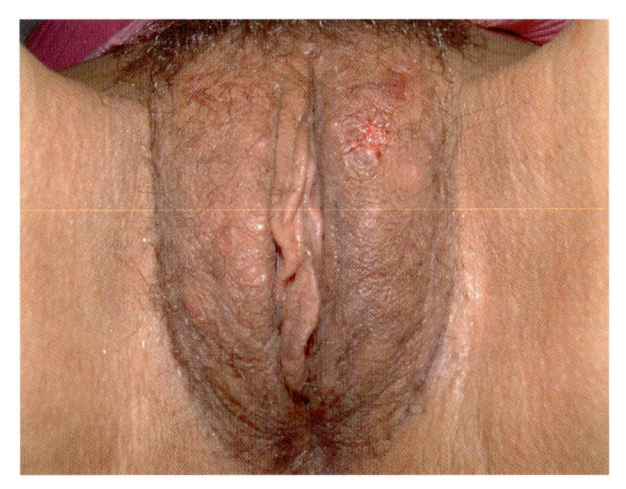

FIGURA 3.1.4 Linfedema bilateral.

Evolução clínica: Com o tempo, pode sobrevir a esclerose do tecido subcutâneo. Esses pacientes têm risco aumentado de superinfecções bacterianas.

Diagnóstico: O diagnóstico é clínico, mas a investigação laboratorial pode ser útil para descartar algumas causas de linfedema secundário.

Diagnóstico diferencial: Urticária/angiodema, celulite/erisipela, dermatite de contato, herpes-zóster, gangrena e doença metastática.

Terapia: O objetivo é restaurar a função, reduzir os desconfortos físico e psicológico e evitar o desenvolvimento de superinfecções.

Bibliografia

Adesiyun AG, Samaila MO. Huge filarial elephantiasis vulvae in a Nigerian woman with subfertility. *Arch Gynecol Obstet* 2008;278:597–600.
Baeyens L, Vermeersch E, Bourgeois P. Bicyclist's vulva: Observational study. *BMJ* 2002;325:138–9.
Bourgeault E, Giroux L. An approach to the treatment of vulvar lymphedema. *J Cutan Med Surg* 2011;15:61–2.
Eva LJ, Narain S, Luesley DM. Idiopathic vulval lymphoedema. *J Obstet Gynaecol* 2007;27:748–9.
Fadare O, Brannan SM, Arin-Silasi D, Parkash V. Localized lymphedema of the vulva: A clinicopathologic study of 2 cases and a review of the literature. *Int J Gynecol Pathol* 2011;30:306–13.
Orosz Z, Lehoczky O, Szoke J, Pulay T. Recurrent giant fibroepithelial stromal polyp of the vulva associated with congenital lymphedema. *Gynecol Oncol* 2005;98:168–71.
Plaza JA, Requena L, Kazakov DV, Vega E, Kacerovska D, Reyes G, Michal M, Suster S, Sangueza M. Verrucous localized lymphedema of genital areas: Clinicopathologic report of 18 cases of this rare entity. *J Am Acad Dermatol* 2014;71:320–6.
Talwar A, Puri N, Sandhu HP. Vulval lymphoedema following pulmonary tuberculosis. *Int J STD AIDS* 2009;20:437–9.

3.2 Edema com Úlceras
3.2.1 Linfogranuloma Venéreo

Aspecto clínico: As lesões aparecem depois de um período de incubação de 3 a 30 dias, após o contato sexual com um indivíduo infectado. As lesões aparecem na área genital no local de entrada da infecção e se apresentam como uma pequena úlcera ou pequenas áreas de erosão, às vezes precedidas por pequenas bolhas ou pápulas indolores, que passam despercebidas. Essas lesões primárias tendem a cicatrizar espontaneamente em uma semana e frequentemente não são identificadas. Subsequentemente, ocorre uma linfadenite inguinal aguda, unilateral ou bilateral. Em geral, vários linfonodos inguinais são afetados. Frequentemente, o edema inguinal acentuado apresenta um sulco característico, chamado de sinal de Greenblatt, em razão do ligamento de Poupart localizado entre os linfonodos inguinais e femorais aumentados. A inflamação crônica leva à formação de ulcerações e fístulas, com drenagem de material purulento através da pele (bubas/boubas/bubões) e à destruição local do sistema de drenagem linfática, resultando em edema linfático genital e elefantíase (Figura 3.2.1). Frequentemente estão presentes sintomas gerais, como febre, indisposição, cefaleia, artralgias, diarreia e dor no baixo ventre.

Definição: É uma infecção bacteriana crônica do sistema linfático, de longa duração, que afeta a região genital. Também é conhecida como doen*ça de Durand-Nicolas-Favre.*

Etiologia: É uma doença sexualmente transmissível, que pode ser causada por três sorotipos diferentes de *Chlamydia trachomatis* (L1, L2 e L3).

Epidemiologia: É endêmica nas regiões tropicais e subtropicais da África, do sudeste da Ásia, da América Latina e do Caribe. Até 2003 havia relatos de casos esporádicos na Europa e na América do Norte.

Evolução clínica: Se não tratado, o linfogranuloma venéreo persiste por vários meses ou anos. As possíveis complicações, além da elefantíase genital, compreendem estenoses e constrições retais, por causa do envolvimento de linfonodos perirretais.

Diagnóstico: É um diagnóstico de exclusão de outras causas de linfadenopatia e confirmado por testes sanguíneos de fixação de complemento e por investigações laboratoriais para detecção de *C. trachomatis* (cultura, microimunofluorescência e PCR).

Diagnóstico diferencial: Cancroide, granuloma inguinal, herpes simples, sífilis, doença de Crohn (CD) e hidradenite supurativa.

Terapia: O tratamento é feito com antibióticos orais. O antibiótico de escolha é a doxiciclina, embora tetraciclina, eritromicina e azitromicina também sejam eficazes. A incisão e a drenagem cirúrgica dos gânglios inflamados e com secreção purulenta, localizados acima do ligamento inguinal, podem diminuir os sintomas.

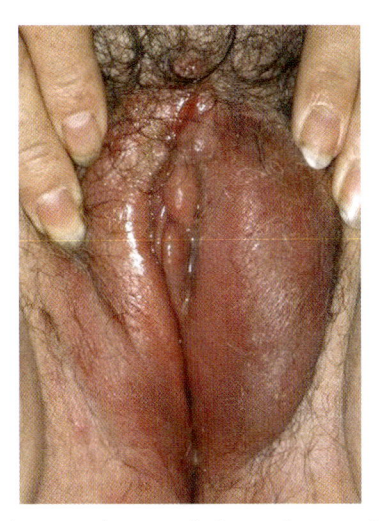

FIGURA 3.2.1 Linfedema labial massivo, com ulceração: linfogranuloma venéreo.

Bibliografia

Amankwah Y, Haefner H. Vulvar edema. *Dermatol Clin* 2010;28:765–77.
Bébéar C, de Barbeyrac B. Genital *Chlamydia trachomatis* infections. *Clin Microbiol Infect* 2009;15:4–10.
Gupta S, Ajith C, Kanwar AJ, Sehgal VN, Kumar B, Mete U. Genital elephantiasis and sexually transmitted infections—Revisited. *Int J STD AIDS* 2006;17:157–65.
Kapoor S. Re-emergence of lymphogranuloma venereum. *J Eur Acad Dermatol Venereol* 2008;22:409–16.
Manavi K. A review on infection with *Chlamydia trachomatis*. *Best Pract Res Clin Obstet Gynaecol* 2006;20:941–51.

3.2.2 Doença de Crohn

Aspecto clínico: A doença de Crohn (CD) genital pode manifestar-se de diferentes maneiras, estendendo-se para as regiões inguinal, perineal e perianal e nas mulheres, para a vulva. O padrão anogenital da CD inclui os seguintes aspectos: pode ser contínuo, quando as lesões de pele são extensões diretas das áreas afetadas do intestino; metastático, quando as áreas afetadas estão distantes do trato gastrointestinal, ou pode-se apresentar com lesões mucocutâneas inespecíficas. As lesões genitais frequentemente se apresentam como úlceras que não cicatrizam, mas podem também se apresentar como pápula, placa ou edema. Na CD vulvar, frequentemente pode ser observado edema parcial ou generalizado dos lábios, levando eventualmente à hipertrofia que pode ser inflamatória ou não (Figura 3.2.2). Embora, possam ocorrer pústulas coalescentes sobrepostas, os achados mais frequentes são as erosões únicas ou múltiplas ou as úlceras a extensão e profundidade variáveis (Figuras 3.2.3 e 3.2.4). As ulcerações características associadas a essa condição são as fissuras lineares, chamadas "cortes à faca", localizadas ao longo das dobras labiocrurais. Também podem-se desenvolver úlceras necróticas, isoladas e profundas, que, eventualmente, evoluem para fístulas perianais ou retrovaginais. Em algumas pacientes, podem ser observadas excrescências alongadas, imitando verrugas anogenitais (piostomatite vegetante) (Figura 3.2.5). As úlceras cutâneas podem ser muito dolorosas, cau-

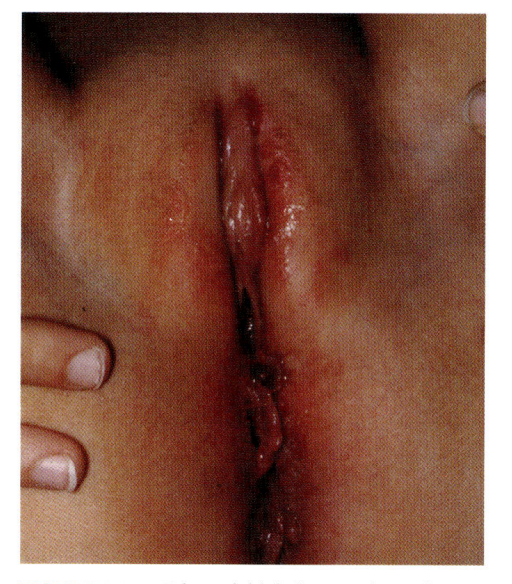

FIGURA 3.2.2 Edema labial: doença de Crohn.

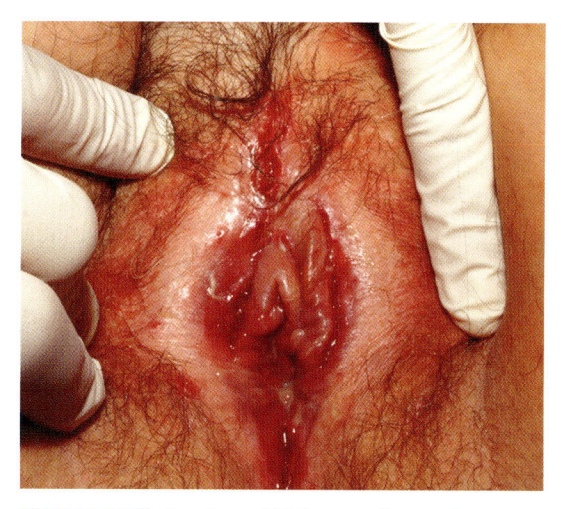

FIGURA 3.2.3 Erosões múltiplas em edema vulvar: doença de Crohn.

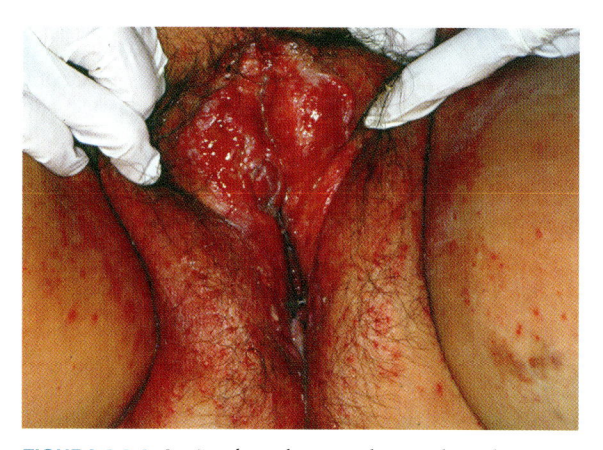

FIGURA 3.2.4 Lesão ulcerada com edema vulvar: doença de Crohn.

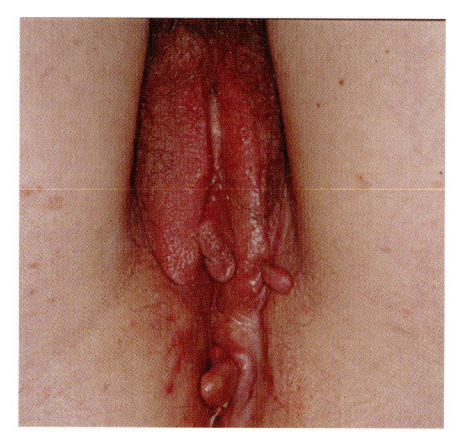

FIGURA 3.2.5 Excrescências alongadas com edema acentuado: doença de Crohn.

sando considerável desconforto e prejudicando a qualidade de vida. Deve-se destacar que a gravidade dos achados cutâneos tem baixa correlação com a gravidade dos sintomas intestinais, como dor abdominal, diarreia crônica, vômitos e debilitação ou perda de peso.

Definição: É uma doença intestinal inflamatória granulomatosa crônica, que, ocasionalmente, pode envolver, primária ou secundariamente, a vulva e o períneo.

Etiologia: É desconhecida. Entre as causas propostas está uma reação imunológica anormal a um agente intestinal infeccioso desconhecido em um indivíduo geneticamente predisposto. Há relatos de que fatores psicológicos constituem potenciais desencadeadores das exacerbações periódicas da doença.

Epidemiologia: A CD ocorre com maior frequência entre os 20 e os 30 anos de idade. O envolvimento vulvar ocorre em 2% das mulheres afetadas pela CD e, geralmente, se manifesta depois do início dos sintomas intestinais. No entanto, o envolvimento genital, ocorrendo 3 a 8 meses antes dos sintomas genitais, tem sido relatado em 20% das pacientes.

Evolução clínica: Esta é uma doença de longa duração, com pouca ou nenhuma evidência de remissão espontânea. A cicatrização das lesões anogenitais geralmente deixa cicatrizes.

Diagnóstico: O diagnóstico pode ser um desafio, especialmente quando os sintomas sistêmicos só ocorrem depois do aparecimento das lesões cutâneas. Ele se baseia na história clínica e em achados histológicos que demonstram a presença de granulomas não caseosos na derme, arranjados em disposição perivascular.

Diagnóstico diferencial: Hidradenite supurativa, úlceras aftoides e doença de Behçet, linfogranuloma venéreo, cancroide, granuloma inguinal, herpes simples, sífilis, sarcoidose e tuberculose.

Terapia: A terapia depende do grau de envolvimento da região perineal e da doença intestinal associada. Não existem estudos prospectivos ou de séries de casos com acompanhamento por um tempo prolongado, para orientar as diretrizes do tratamento dessa condição. As opções de tratamento incluem o tratamento oral prolongado com metronidazol oral ou com imunossupressores sistêmicos, como os corticosteroides ou a azatioprina. Sulfasalazina, tetraciclinas, dapsona e oxigênio hiperbárico também podem ser úteis, e há dados promissores publicados sobre a eficácia do infliximab. As cirurgias continuam restritas a tratamentos médicos malsucedidos e à ressecção de lesões deformantes.

Bibliografia

Barret M, de Parades V, Battistella M, Sokol H, Lemarchand N, Marteau P. Crohn's disease of the vulva. *J Crohns Colitis* 2014;8:563–70.

Foo WC, Papalas JA, Robboy SJ, Selim MA. Vulvar manifestations of Crohn's disease. *Am J Dermatopathol* 2011;33:588–93.

Girszyn N, Leport J, Arnaud L, Kahn JE, Piette AM, Bletry O. Crohn's disease affecting only vulvoperineal area. *Presse Med* 2007;36:1762–5.

Gunthert AR, Hinney B, Nesselhut K. Vulvitis granulomatosa and unilateral hypertrophy of the vulva related to Crohn's disease: A case report. *Am J Obstet Gynecol* 2004;1915:1719–20.

Leu S, Sun PK, Collyer J, Smidt A, Stika CS, Schlosser B, Mirowski GW, Vanagunas A, Buchman AL. Clinical spectrum of vulva metastatic Crohn's disease. *Dig Dis Sci* 2009;54:1565–71.

Reyes M, Borum M. Severe case of genital and perianal cutaneous Crohn's disease. *Inflamm Bowel Dis* 2009;15:1125–6.

4

Vesículas

Giuseppe Micali ▪ Maria Rita Nasca ▪ Pompeo Donofrio

4.1 Vesículas

4.1.1 Herpes Simples

Aspecto clínico: O herpes simples (HS) primáriose caracteriza por uma morbidade significativa, pela longa duração, por sintomas gerais, como febre, mal-estar e mialgia e por dor local expressiva. Após um período de incubação, que varia de 1 a 3 semanas, aparecem múltiplas vesículas, geralmente agrupadas, com diâmetro aproximado de 0,5 a 0,8 mm, circundadas por eritema e edema, nos lábios, no introito vaginal e na região perineal (Figuras 4.1.1 e 4.1.2). Subsequentemente, ocorre a erosão das vesículas, deixando abrasões com bordas circulares irregulares (Figuras 4.1.3 a 4.1.5) ou úlceras superficiais e dolorosas (Figuras 4.1.6 e 4.1.7). O envolvimento cervical e uretral é frequente e causa corrimento vaginal e uretral, disúria e, às vezes, retenção urinária. Os linfonodos inguinais ficam aumentados e dolorosos.

Definição: É uma doença viral, geralmente transmitida sexualmente entre adultos e se caracteriza por recorrências episódicas após a infecção primária.

Etiologia: São conhecidos dois agentes causadores distintos: o HSV1 e o HSV2. A doença genital acontece após contato sexual com um indivíduo infectado e está associada predominantemente ao HSV2, embora, nas duas últimas décadas, tenha sido publicado um aumento da infecção genital pelo HSV1. Após a infecção primária, que pode ser assintomática em um número significativo de casos, o HSV persiste no corpo neural dos gânglios. A reativação do vírus latente por diversos estímulos, como febre, intercurso sexual, menstruação e outros ou por supressão da imunidade, pode dar início a uma infecção franca ou à disseminação assintomática do vírus.

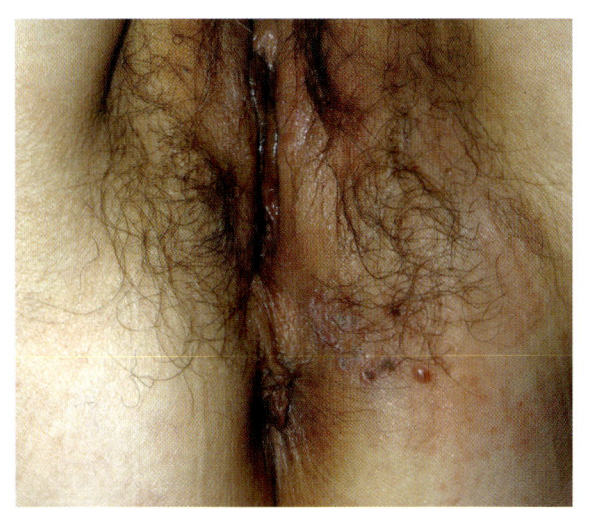

FIGURA 4.1.1 Agrupamentos de múltiplas vesículas: herpes simples.

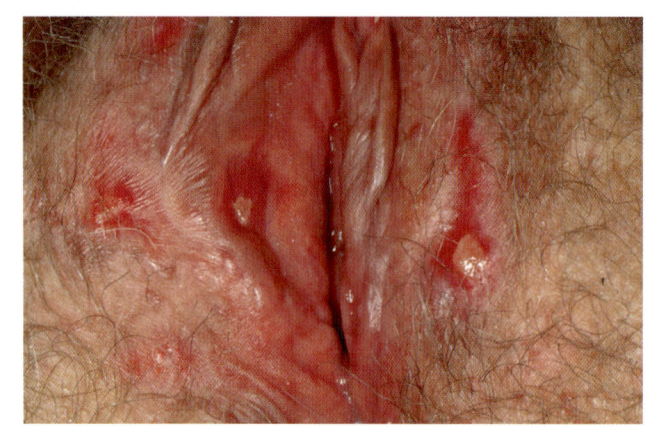

FIGURA 4.1.2 Úlceras rasas resultantes de abrasão de vesículas: herpes simples.

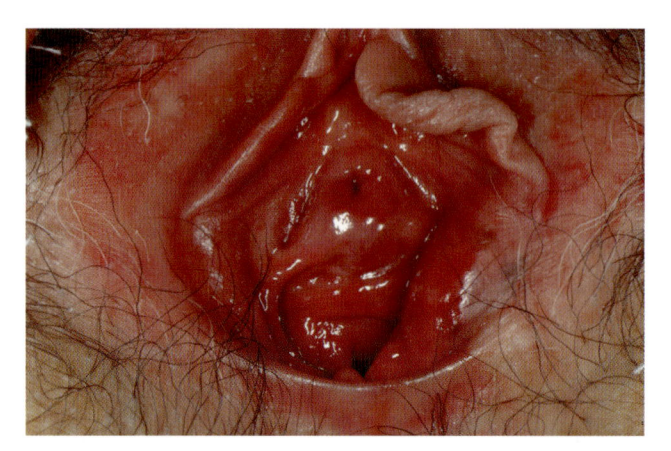

FIGURA 4.1.3 Abrasão de bordas irregulares decorrente da ruptura de agrupamentos de vesículas herpéticas, com edema circundante.

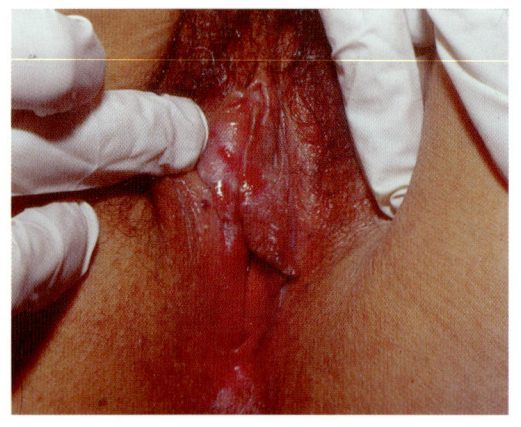

FIGURA 4.1.4 Abrasões de bordas irregulares com eritema proeminente: herpes simples.

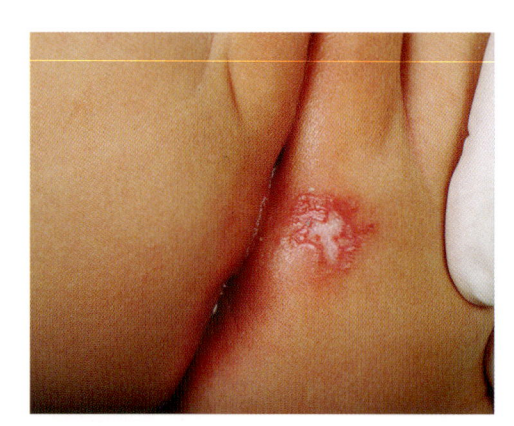

FIGURA 4.1.5 Abrasão com bordas irregulares com edema circundante: herpes simples.

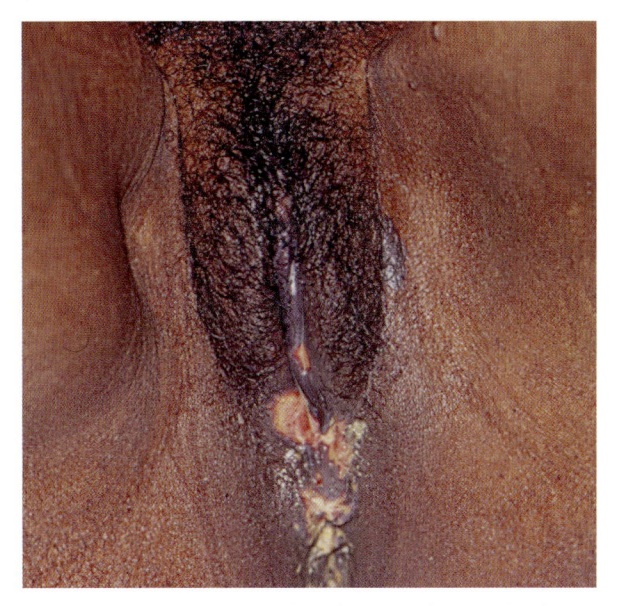

FIGURA 4.1.6 Ulcerações múltiplas em uma paciente de pele escura: herpes simples.

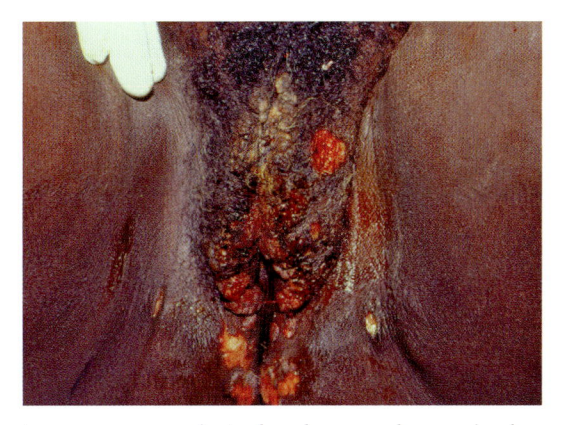

FIGURA 4.1.7 Ulcerações extensas em uma paciente de pele escura: herpes simples.

Epidemiologia: Está disseminado mundialmente. A soroprevalência do HSV2 atinge uma frequência de 80% em alguns estudos, com aumento na puberdade e maior frequência em mulheres do que em homens. Entretanto, apenas 25% dos infectados com o HSV2 desenvolvem a doença genital. Nos casos de infecção genital por HSV1, as taxas de recorrência são mais baixas.

Evolução clínica: As recorrências se caracterizam por lesões mais circunscritas, precedidas por ardência e dor menos intensa e resolução em 8 a 10 dias. O HS pode estar associado a eritema multiforme, apresentando recorrência após cada surto de herpes. Lesões atípicas, com úlceras profundas de longa duração e lesões hipertróficas podem ser observadas em indivíduos imunossuprimidos.

Diagnóstico: Um esfregaço citológico (teste de Tzanck) apresentando as típicas células gigantes, multinucleadas e abaloadas, pode ser útil, mas não descarta o herpes-zóster (HZ). O teste pode ser complementado por técnicas de imunofluorescência direta, que também permitem distinguir a infecção por HSV1 da infecção por HSV2. Alternativamente, podem ser utilizadas técnicas de detecção do DNA de HSV, por PCR. Essas técnicas também permitem detectar a disseminação viral assintomática. Os casos atípicos, em pacientes imunossuprimidos, podem exigir histologia.

Diagnóstico diferencial: HZ, cancroide, sífilis, lesões aftoides, líquen plano erosivo e infecção provocada por drogas.

Terapia: O tratamento com os análogos de nucleosídeos antivirais, como aciclovir, valaciclovir ou famciclovir, reduz a morbidade, as recorrências e as complicações. A prevenção com uso de preservativo, como uma barreira de proteção, durante o intercurso sexual nos casos de história de infecção genital herpética é essencial, independentemente da presença de lesões, pois pode haver disseminação viral assintomática, com transmissão a parceiros suscetíveis.

Bibliografia

Azwa A, Barton SE. Aspects of herpes simplex virus: A clinical review. *J Fam Plann Reprod Health Care* 2009;35:237–42.

Gupta R, Warren T, Wald A. Genital herpes. *Lancet* 2007;370:2127–37.

Patel R, Rompalo A. Managing patients with genital herpes and their sexual partners. *Infect Dis Clin North Am* 2005;19:427–38.

4.1.2 Herpes-Zóster

Aspecto clínico: A apresentação usual é de vesículas com distribuição típica unilateral, envolvendo o trajeto dos nervos periféricos sensitivos de um determinado dermátomo (Figuras 4.1.8 e 4.1.9). A fricção nas áreas de intertrigo pode, facilmente, causar abrasões por ruptura das bolhas. Em pacientes imunossuprimidos, pode ocorrer uma disseminação vital com lesões distantes.

Definição: É causado pela reativação local de uma infecção pelo vírus varicela-zóster (VZV) e ocorre geralmente vários anos após uma infecção primária de varicela.

Etiologia: Após a infecção primária, o vírus persiste de forma latente na raiz de um gânglio sensório, e a disseminação para o trajeto dos nervos sensitivos ocorre, se houver reativação da infecção latente. As infecções genitais podem ocorrer, se houver disseminação do vírus através do nervo pudendo.

Epidemiologia: As publicações mostram que quase 30% da população em geral apresenta HZ ao longo da vida. A frequência aumenta com a idade, e a incidência é muito maior em pacientes imunossuprimidos.

Evolução clínica: A deflagração do HZ geralmente se manifesta com parestesias ou dor, seguida após 24 a 48 horas pelo aparecimento de vesículas no sítio envolvido. Os sintomas gerais são pouco frequentes. As lesões evoluem no período de 5 a 7 dias e curam sem deixar cicatrizes, mas pode ocorrer com frequência hipopigmentação ou hiperpigmentação residual. A neuralgia pós-herpética

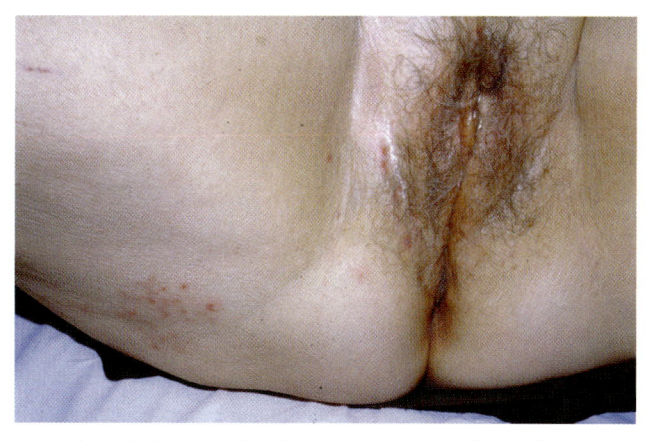

FIGURA 4.1.8 Agrupamento de vesículas estendendo-se para a nádega direita: herpes-zóster.

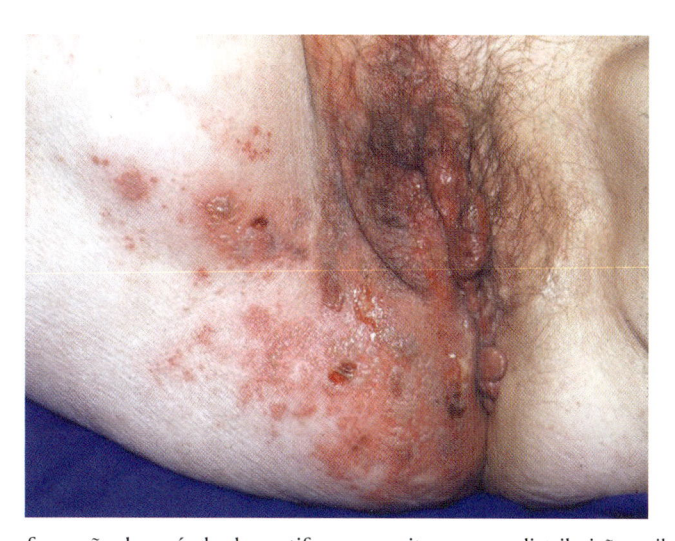

FIGURA 4.1.9 Extensa formação de vesículas herpetiformes e eritema, com distribuição unilateral para um dermátomo; edema vulvar ipsolateral também está presente: herpes-zóster.

é uma complicação importante, especialmente em idosos. Ao contrário do HS, o HZ geralmente não recorre em pacientes imunocompetentes.

Diagnóstico: Quando as características clínicas são típicas, dificilmente são necessários outros procedimentos diagnósticos.

Diagnóstico diferencial: O diagnóstico diferencial de HZ que envolve a região genital inclui a infecção por HS. O HZ acomete um dermátomo, tem distribuição unilateral e é mais frequente em idosos. Varicela (catapora), aftosa, celulite e dermatite de contato também devem ser consideradas.

Terapia: Nos pacientes imunocompetentes, as lesões curam espontaneamente. O objetivo do tratamento é apressar a recuperação clínica e controlar a dor associada. A terapia oral com aciclovir, valaciclovir, famciclovir e brivudina é efetiva para reduzir a gravidade e a duração do HZ, se iniciada em até 48 horas após o aparecimento das erupções cutâneas. Existem publicações que demonstram que o início imediato da terapia pode reduzir o risco de neuralgia pós-herpética. Por isso, o tratamento imediato é recomendado para pacientes com mais de 60 anos. Recentemente foi disponibilizada uma vacina.

Bibliografia

Birch CJ, Druce JD, Catton MC, MacGregor L, Read T. Detection of varicella zoster virus in genital specimens using a multiplex polymerase chain reaction. *Sex Transm Infect* 2003;79:298–300.

Brown D. Herpes zoster of the vulva. *Clin Obstet Gynecol* 1972;15:1010–4.

Dhiman N, Wright PA, Espy MJ, Schneider SK, Smith TF, Pritt BS. Concurrent detection of herpes simplex and varicella-zoster viruses by polymerase chain reaction from the same anatomic location. *Diagn Microbiol Infect Dis* 2011;70:538–40.

4.1.3 Varicela

Aspecto clínico: Caracteriza-se pelo aparecimento de um exantema avermelhado, maculopapular difuso, com prurido, seguido pela formação de vesículas, contendo líquido. As lesões evoluem dentro de 24 horas, passando por cinco fases: (1) pequenas manchas eritematosas; (2) vesículas de parede fina, preenchidas com líquido claro; (3) bolhas turvas; (4) abrasões rasas; (5) crostas secas de coloração marrom. Estas fases se repetem durante 4 a 5 dias, com formação de novas lesões, e todas as lesões podem ser encontradas simultaneamente. As erupções apresentam-se em todas as superfícies corporais, frequentemente iniciando pela cabeça e dorso. Podem ocorrer lesões genitais (Figuras 4.1.10 e 4.1.11) e, às vezes, elas podem apresentar ulcerações proeminentes. As lesões são intensamente pruriginosas e acompanhadas por sintomas gripais, como febre, cefaleia e mialgias.

Definição: É uma doença viral altamente contagiosa, típica da idade pediátrica.
Etiologia: É causada por uma infecção primária pelo vírus VZ.
Epidemiologia: É mais comum na infância.
Evolução clínica: A cura ocorre em 1 a 2 semanas, quando as crostas se desprendem naturalmente. As complicações mais comuns podem ser infecções bacterianas secundárias e cicatrizes permanentes. Geralmente é uma doença autolimitada, mas pode causar complicações graves, inclusive pneumonia e encefalite.
Diagnóstico: É clínico.

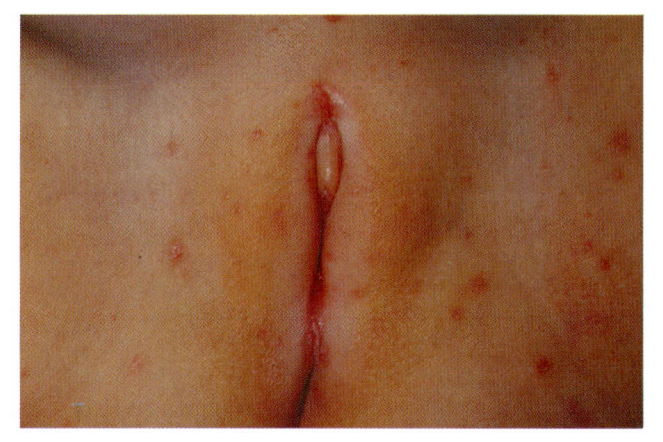

FIGURA 4.1.10 Dispersão de vesículas múltiplas, preenchidas com um líquido claro: varicela.

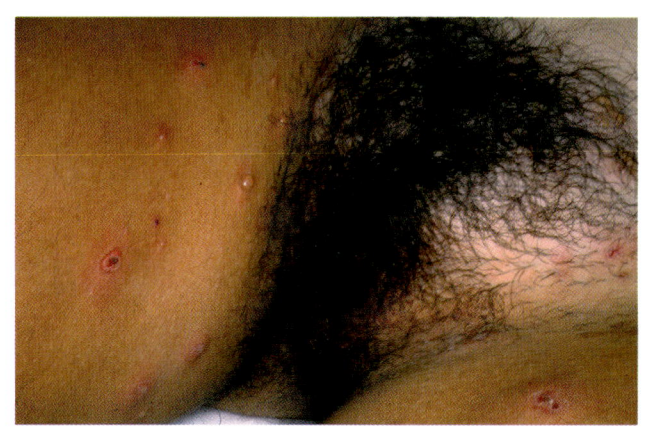

FIGURA 4.1.11 Dispersão de vesículas múltiplas e abrasões arredondadas: varicela.

Diagnóstico diferencial: HS, HZ, infecções bacterianas (impetigo), picadas de insetos, varíola, sífilis e doença de Dühring.

Terapia: Na maioria dos casos, a terapia é sintomática. O uso de antivirais sistêmicos é recomendado apenas para pacientes selecionados, como indivíduos imunossuprimidos. Existe uma vacina disponível atualmente.

Bibliografia

Simon HK, Steele DW. Varicella: Pediatric genital/rectal vesicular lesions of unclear origin. *Ann Emerg Med* 1995;25:111–4.

4.1.4 Dermatite de Contato

Aspecto Clínico: O contato com substâncias irritantes ou alergênicas pode resultar no desenvolvimento de vesículas de tamanho variável, que surgem na pele avermelhada (Figuras 4.1.12 a 4.1.14) e que facilmente podem sofrer uma infecção secundária, transformando-se em abrasões superficiais com supuração. Ardor e prurido são sintomas frequentes.

Definição: É uma infecção cutânea induzida por um agente externo que age como irritante, causando a dermatite de contato irritativa (ICD) ou como alérgeno causando a CD alérgica (ACD). Há um espectro desde a fase aguda, com eritema local ou com pequenas vesículas e lesões exsudativas, até as formas crônicas, tardias, com placas espessas, fissuradas e liquenificadas.

Etiologia: A reação inflamatória é causada por agentes físicos e químicos, que atuam diretamente por ação citotóxica, não imunológica, no caso da ICD primária ou, nos casos da ACD, por uma reação imunológica de hipersensibilidade retardada do tipo IV, mediada por células.

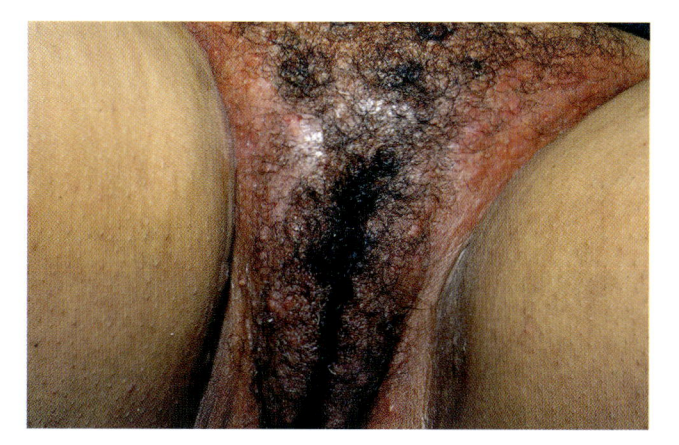

FIGURA 4.1.12 Eritema difuso com vesículas dispersas: dermatite de contato aguda.

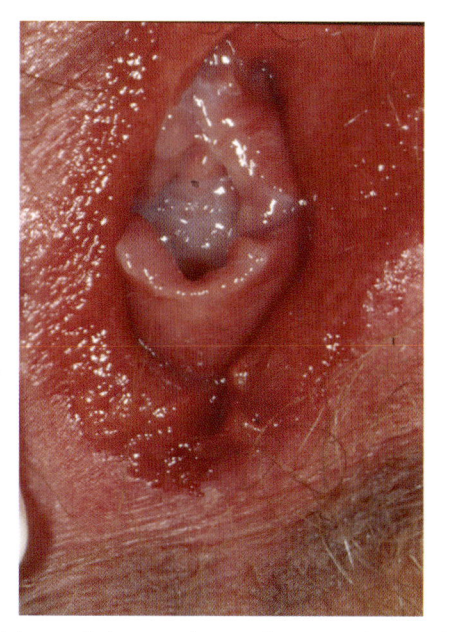

FIGURA 4.1.13 Abrasões superficiais exsudativas, resultantes de ruptura de vesículas: dermatite de contato aguda.

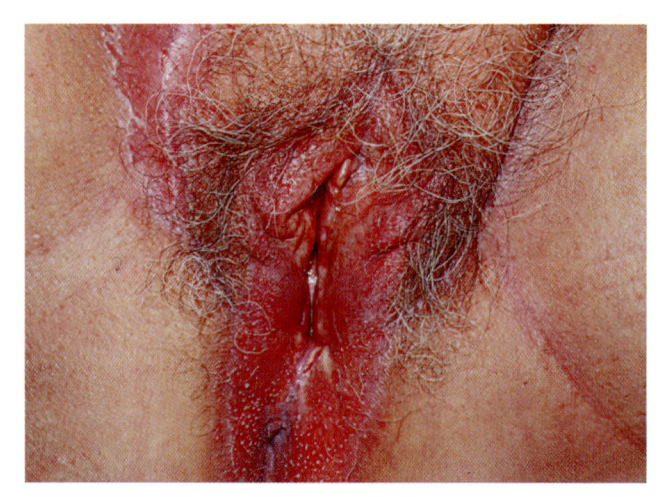

FIGURA 4.1.14 Eritema com escamação periférica seguida de liquenificação, em dermatite de contato subaguda.

Epidemiologia: A incidência relatada nas clínicas de doenças vulvares de CDs aguda e crônica varia de 15% na Austrália a 30% no Reino Unido.

Evolução clínica: Se o agente ofensivo for identificado e removido, a ACD e a ICD cedem. Caso contrário, pode ocorrer a cronificação do quadro. Frequentemente surgem superinfecções bacterianas ou fúngicas.

Diagnóstico: O diagnóstico da CD vulvar geralmente é feito a partir de um histórico detalhado e de um exame físico cuidadoso. Os testes de sensibilidade cutânea podem ser úteis para identificar a ACD. Nos casos de resultado negativo, se houver relato de ocorrência de sintomas logo após a exposição, a ICD deve ser cogitada. Às vezes é necessário realizar uma biópsia, para descartar outras condições.

Diagnóstico diferencial: Dermatite atópica, candidíase, dermatite seborreica, intertrigo e infecções bacterianas.

Terapia: A base do tratamento da CD é a identificação e remoção do irritante ou do alérgeno causador. Devem ser revisados os hábitos da rotina diária de higiene genital. Todas as pacientes devem ser instruídas sobre os cuidados íntimos dos genitais e aconselhadas a evitar os potenciais irritantes que incluem a fricção causada por roupas apertadas e o intercurso, o uso de espermicidas e de lubrificantes artificiais, durante a fase aguda da doença. Compressas frias e corticosteroides tópicos podem ser prescritos para diminuir a inflamação. Anti-histamínicos orais podem ser usados para aliviar o prurido. Às vezes, o uso de corticoides orais, durante períodos curtos, pode ser benéfico. As infecções bacterianas e fúngicas devem ser excluídas e, se estiverem presentes, devem ser tratadas apropriadamente com antibióticos e antifúngicos.

Bibliografia

Bauer A, Oehme S, Geier J. Contact sensitization in the anal and genital area. *Curr Probl Dermatol* 2011;40:133–41.
Beecker J. Therapeutic principles in vulvovaginal dermatology. *Dermatol Clin* 2010;28:639–48.
Burrows LJ, Shaw HA, Goldstein AT. The vulvar dermatoses. *J Sex Med* 2008;5:276–83.
Crone AM, Stewart EJ, Wojnarowska F, Powell SM. Aetiological factors in vulvar dermatitis. *J Eur Acad Dermatol Venereol* 2000;14:181–6.
Margesson LJ. Contact dermatitis of the vulva. *Dermatol Ther* 2004;17:20–7.
Vermaat H, van Meurs T, Rustemeyer T, Bruynzeel DP, Kirtschig G. Vulval allergic contact dermatitis due to peppermint oil in herbal tea. *Contact Dermatitis* 2008;58:364–5.

5
Bolhas

Maria Rita Nasca ▪ Giuseppe Micali

5.1 Bolhas e Abrasões

5.1.1 Pênfigo Vulgar

Aspecto clínico: Apresenta-se com lesões bolhosas tipicamente não flegmásicas, flácidas, que se rompem facilmente e se transformam em áreas eritematosas não específicas com características de abrasão superficial-exsudativa (Figuras 5.1.1 a 5.1.3). Podem-se desenvolver na mucosa dos lábios internos, no vestíbulo vulvar ou na pele da vulva. Ardor intenso, dor e ulcerações são queixas frequentes. Também podem ocorrer bolhas flácidas e erosões em outros locais na pele ou na boca.

Definição: É um transtorno autoimune bolhoso, que afeta a pele e as mucosas.

Etiologia: É causado pela formação de autoanticorpos anti-IgG contra a desmogleína 3, das caderinas desmossômicas, que é um antígeno de superfície dos ceratinócitos, que medeia a adesão entre as células epidérmicas e causa acantólise intraepitelial suprabasal.

Epidemiologia: Esse transtorno afeta principalmente os adultos da meia-idade à velhice. A incidência do pênfigo varia entre 0,5 a 3,2 casos por ano, para cada 100.000 pessoas da população em geral. A frequência de comprometimento do trato genital feminino (cérvice, vagina e vulva) é desconhecida, mas existem relatos de casos, que referem o envolvimento vulvar em 10% das pacientes afetadas.

Evolução clínica: Em lesões vulvares de duração prolongada, podem ocorrer cicatrizes. O pênfigo vulgar (PV) é uma doença crônica generalizada, com desfecho fatal, se não tratado. Nos pacientes tratados, as complicações estão relacionadas principalmente com os efeitos colaterais dos tratamentos sistêmicos prolongados.

Diagnóstico: O diagnóstico é confirmado por imunofluorescência direta de uma biópsia de pele perilesional com demonstração de depósitos intercelulares de IgG ou C3. Também são úteis os tes-

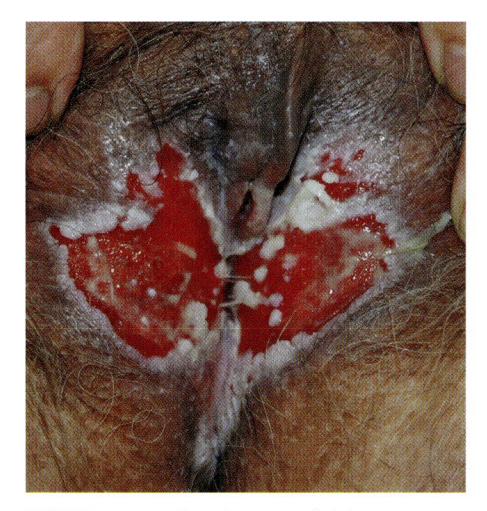

FIGURA 5.1.1 Abrasões superficiais resultantes da ruptura de bolhas não flegmásicas: pênfigo vulgar.

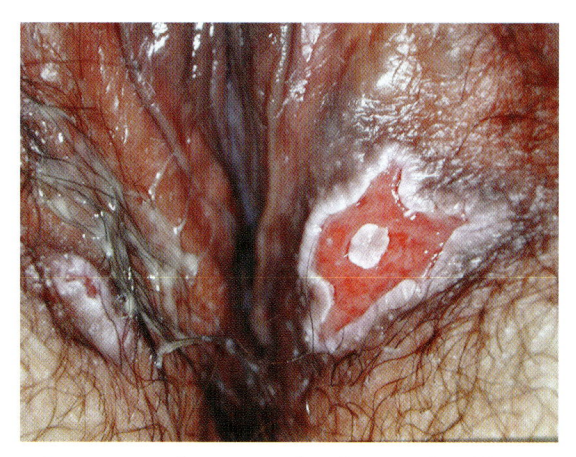

FIGURA 5.1.2 Abrasão com descolamento da epiderme circundante, típica do pênfigo vulgar.

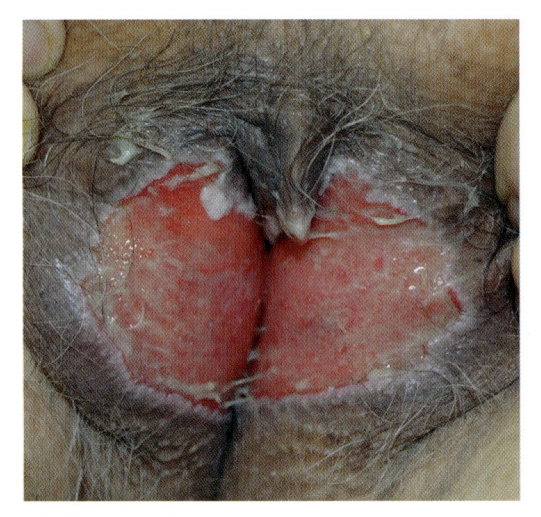

FIGURA 5.1.3 Pênfigo vulgar.

tes de imunofluorescência indireta em esfregaço de Tzanck, que podem demonstrar a presença de autoanticorpos circulantes contra a desmogleína 3. Os testes que utilizam as técnicas de *imunoblot* e ELISA (teste de imunoabsorção de enzima conjugada) também podem ser utilizados.

Diagnóstico diferencial: Penfigoides bolhoso e cicatricial, líquen plano erosivo, erupção provocada por drogas, eritema multiforme, necrose epidérmica tóxica, pênfigo paraneoplásico e doença de Hailey-Hailey. A presença de acantólise na citologia de uma amostra cervicovaginal pode ser confundida com um achado neoplásico.

Terapia: O PV exige um tratamento a longo prazo com corticosteroides sistêmicos, como a prednisona e a metilprednisolona. Os e/ou imunossupressores, como a ciclofosfamida, azatioprina, ou mofetil microfenolato, também podem ser usados. O uso de antibióticos orais com propriedades anti-inflamatórias, como as tetraciclinas e a eritromicina, de compostos de ouro, de rituximab, assim como a plasmaférese e a foto-hemoterapia extracorpórea também podem ser úteis. Os pacientes devem ser aconselhados sobre os cuidados locais, para prevenir superinfecções e cicatrizes.

Bibliografia

Akhyani M, Chams-Davatchi C, Naraghi Z, Daneshpazhooh M, Toosi S, Asgari M, Malekhami F. Cervicovaginal involvement in pemphigus vulgaris: A clinical study of 77 cases. *Br J Dermatol* 2008;158:478–82.

Batta K, Munday PE, Tatnall FM. Pemphigus vulgaris localized to the vagina presenting as chronic vaginal discharge. *Br J Dermatol* 1999;140:945–7.

Fairbanks Barbosa ND, de Aguiar LM, Maruta CW, Aoki V, Sotto MN, Labinas GH, Perigo AM, Santi CG. Vulvo-cervico-vaginal manifestations and evaluation of Papanicolaou smears in pemphigus vulgaris and pemphigus foliaceus. *J Am Acad Dermatol* 2012;67:409–16.

Malik M, Ahmed AR. Involvement of the female genital tract in pemphigus vulgaris. *Obstet Gynecol* 2005;106:1005–12.

Onuma K, Kanbour-Shakir A, Modery J, Kanbour A. Pemphigus vulgaris of the vagina—Its cytomorphologic features on liquid-based cytology and pitfalls: Case report and cytological differential diagnosis. *Diagn Cytopathol* 2009;37:832–5.

Yeh SW, Sami N, Ahmed RA. Treatment of pemphigus vulgaris: Current and emerging options. *Am J Clin Dermatol* 2005;6:327–42.

5.1.2 Pênfigo Vegetante

Aspecto clínico: Apresenta-se com lesões relativamente circunscritas, praticamente restritas às áreas das grandes dobras de pele, como placas escuras, papilares, vegetantes, verrucosas, exsudativas e em forma de couve-flor e que se transformam em áreas de abrasão, após a erosão das bolhas (Figuras 5.1.4 e 5.1.5). Elas também podem surgir no couro cabeludo, na face e na mucosa oral, especialmente nas comissuras labiais.

Definição: É uma variante rara do PV, com características específicas em relação à apresentação clínica, à evolução e à resposta ao tratamento.

Etiologia: É autoimune, caracterizada por acantólise decorrente da presença de autoanticorpos contra a desmogleína 3.

Epidemiologia: Corresponde de 2 a 7% dos casos de pênfigo.

Evolução clínica: Diferentemente do PV, tem um curso relativamente benigno.

Diagnóstico: A histopatologia, com imunofluorescências direta e indireta, os testes com "*imunoblot*" ou ELISA ajudam na obtenção do diagnóstico correto.

Diagnóstico diferencial: Piodermite vegetante associada à colite ulcerativa, penfigoide vegetante e disceratose acantolítica.

Terapia: Corticosteroides sistêmicos e agentes imunossupressores geralmente são eficazes em doses mais baixas, comparativamente ao PV clássico.

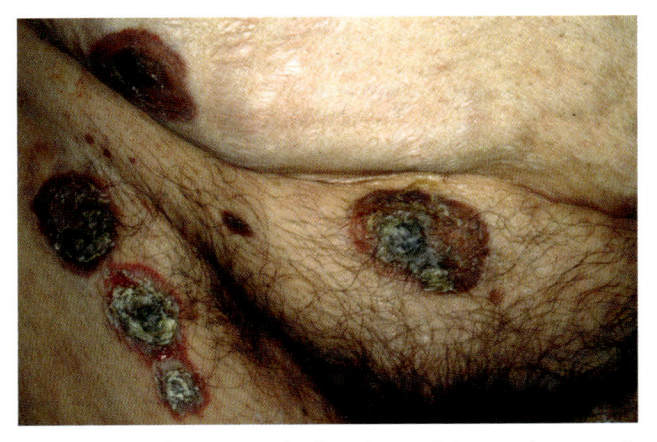

FIGURA 5.1.4 Bolhas flácidas circunscritas, prenunciando o desenvolvimento de vegetações elevadas no pênfigo vegetante.

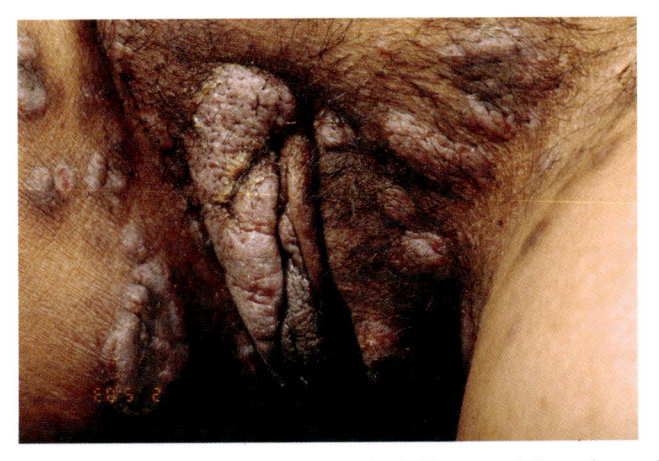

FIGURA 5.1.5 Placas verrugosas se desenvolvendo em cima das bolhas, que deixam de ser visíveis com o tempo, no pênfigo vegetante.

Bibliografia

Wong KT, Wong KK. A case of acantholytic dermatosis of the vulva with features of pemphigus vegetans. *J Cutan Pathol* 1994;21:453–6.

Zaraa I, Sellami A, Bouguerra C, Sellami MK, Chelly I, Zitouna M, Makni S, Hmida AB, Mokni M, Osman AB. Pemphigus vegetans: A clinical, histological, immunopathological and prognostic study. *J Eur Acad Dermatol Venereol* 2011;25:1160–7.

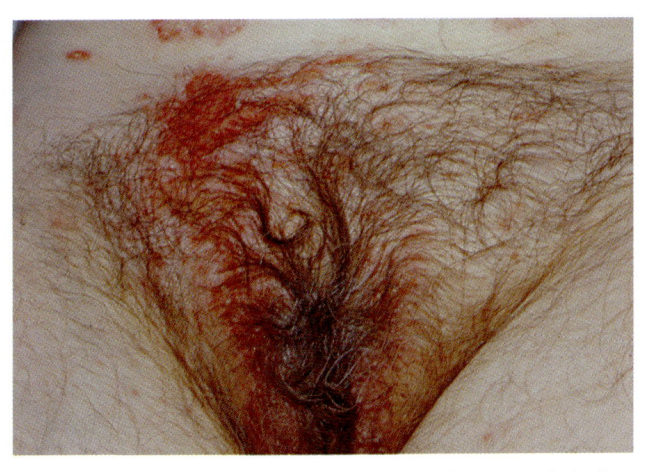

FIGURA 5.1.6 Placas descamativas vermelho-amareladas, resultantes da ruptura de bolhas, no pênfigo eritematoso.

5.1.3 Pênfigo Eritematoso

Aspecto clínico: Representa uma variedade do pênfigo superficial, com formação de bolhas pequenas e flácidas, abrasões superficiais e exsudação e formação de crostas nas áreas seborreicas, como no couro cabeludo, face e região superior do peito e dorso. Bolhas superficiais também podem afetar a vulva formando placas vermelho-amareladas e descamativas (Figura 5.1.6). As mucosas são sempre preservadas.

Definição: É um transtorno bolhoso autoimune que afeta a pele, também chamado de síndrome de Senear-Usher.

Etiologia: É causado por autoanticorpos contra uma caderina dos desmossomos, a desmogleína 1, que se expressa principalmente nos desmossomos das camadas externas da epiderme. Supõe-se que haja uma associação a certos haplótipos do HLA (A10 ou A26, DRW6), o que sugere uma predisposição genética.

Epidemiologia: Os pacientes que têm essa variante clínica compõem um pequeno subgrupo dos que têm pênfigo.

Evolução clínica: O início e a progressão são tipicamente lentos. Raramente, um envolvimento mais extenso pode levar a eritroderma esfoliativo.

Diagnóstico: Testes de imunofluorescências direta e indireta, as técnicas de "*imunoblot*" e de ELISA são essenciais para o diagnóstico.

Diagnóstico diferencial: Ocasionalmente, a aparência pode sugerir um transtorno pápulo-escamososo. Devem ser descartados: dermatite seborreica, lúpus eritematoso (cutâneo agudo, discoide ou subagudo), dermatite atópica e pênfigo foliáceo ou paraneoplásico. Impetigo, síndrome de glucagonoma e dermatose pustular subcórnea são outros diagnósticos diferenciais possíveis.

Terapia: O tratamento principal é feito com esteroides sistêmicos. Outras drogas úteis que podem ser úteis incluem os agentes imunossupressores, como a azatioprina, ciclofosfamida, metotrexato e mofetil micofenolato, a dapsona, a tetraciclina, a niacinamida e a hidroxicloroquina.

Bibliografia

Braunstein I, Werth V. Treatment of dermatologic connective tissue disease and autoimmune blistering disorders in pregnancy. *Dermatol Ther* 2013;26:354–63.

Ruocco E, Wolf R, Ruocco V, Brunetti G, Romano F, Lo Schiavo A. Pemphigus: Associations and management guidelines: Facts and controversies. *Clin Dermatol* 2013;31:382–90.

Vassileva S, Drenovska K, Manuelyan K. Autoimmune blistering dermatoses as systemic diseases. *Clin Dermatol* 2014;32:364–75.

5.1.4 Penfigoide Bolhoso

Aspecto clínico: As lesões vulvares não são frequentes e, na maioria das vezes, ocorrem como uma extensão de uma erupção generalizada, que atinge a pele da região pubiana, o abdome inferior e a face interna das coxas. Apresenta-se com vesículas tensas e bolhas grandes de até 5 cm de diâmetro e surge tipicamente em áreas bem demarcadas de eritema (Figuras 5.1.7 e 5.1.8) e formam abrasões superficiais, decorrente de traumas mecânicos. Uma queixa comum é a irritação local com prurido intenso, que pode ser generalizado.

Definição: É um transtorno cutâneo autoimune, bolhoso, raro.

Etiologia: É causado por autoanticorpos anti-IgG circulantes, direcionados contra dois antígenos hemidesmossômicos distintos o BPAG1, com 230 kDa, e o BPAG2, com 180 kDa, localizados na zona da membrana basal, com consequente inflamação e dispersão subepidérmica.

Epidemiologia: É raro. Geralmente inicia após os 60 anos de idade.

Evolução clínica: As erosões genitais, em geral, não deixam cicatrizes e apresentam um curso relativamente leve e benigno, embora crônico.

Diagnóstico: A presença de lesões típicas em outras áreas pode auxiliar no diagnóstico, que é feito pela detecção de depósitos lineares de IgG ou de C3 na membrana basal ou por histopatologia com imunofluorescência. Em 70% dos casos, estão presentes anticorpos circulantes contra a membrana basal.

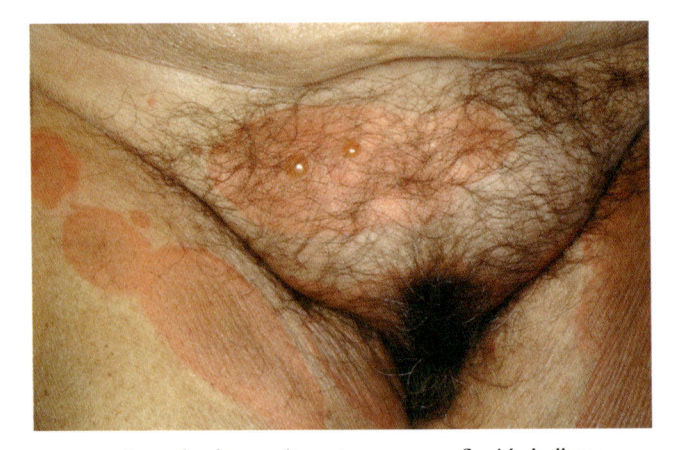

FIGURA 5.1.7 Bolhas tensas nas áreas de placas eritematosas, no penfigoide bolhoso.

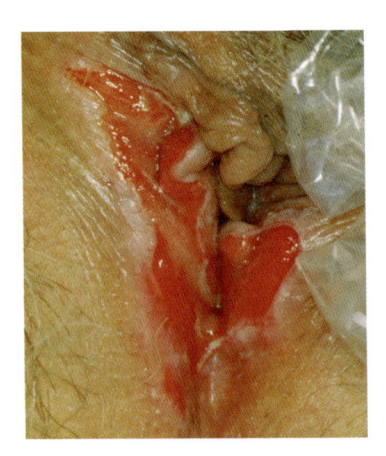

FIGURA 5.1.8 Abrasões superficiais, após a ruptura de bolhas, no penfigoide bolhoso.

Diagnóstico diferencial: PV, erupções bolhosas induzidas por drogas, penfigoide cicatricial, doença de Dühring, eritema multiforme, líquen plano erosivo, epidermólise bolhosa e líquen escleroso (cicatrização).

Terapia: Esteroides sistêmicos e tópicos são a base do tratamento. Outros agentes imunossupressores, como azatioprina, ciclofosfamida, metotrexato e mofetil micofenolato, podem ser usados nos casos resistentes. A dapsona e outros agentes orais com efeitos anti-inflamatórios, como a tetraciclina e macrolídios (eritromicina), podem ser usados, se a doença for leve ou localizada.

Bibliografia

Atzori L, Pau M, Podda R, Manieli C, Aste N. A case of bullous pemphigoid in infancy treated with local corticosteroids. *G Ital Dermatol Venereol* 2011;146:493–6.

Farrell AM, Kirtschig G, Dalziel KL, Allen J, Dootson G, Edwards S, Wojnarowska F. Childhood vulval pemphigoid: A clinical and immunopathological study of five patients. *Br J Dermatol* 1999;140:308–12.

Fischer G, Rogers M. Vulvar disease in children: A clinical audit of 130 cases. *Pediatr Dermatol* 2000;17:1–6.

Fisler RE, Saeb M, Liang MG, Howard RM, McKee PH. Childhood bullous pemphigoid: A clinicopathologic study and review of the literature. *Am J Dermatopathol* 2003;25:183–9.

Hertl M, Niedermeier A, Borradori L. Autoimmune bullous skin disorders. *Ther Umsch* 2010;67:465–82.

Ingen-Housz-Oro S, Valeyrie-Allanore L, Ortonne N, Roujeau JC, Wolkenstein P, Chosidow O. Management of bullous pemphigoid with topical steroids in the clinical practice of a single center: Outcome at 6 and 12 months. *Dermatology* 2011;222:176–9.

Urano S. Localized bullous pemphigoid of the vulva. *J Dermatol* 1996;23:580–2.

5.1.5 Pênfigo Familiar Benigno (Doença de Hailey-Hailey)

Aspecto clínico: Tipicamente, as lesões ocorrem nas axilas, no pescoço, nas regiões inguinais e na área anogenital. As vesículas e bolhas, muitas vezes circundadas por eritema, rompem facilmente e desenvolvem abrasões com crostas ou infecção sobreposta, geralmente nas regiões inguinais e áreas próximas à face interna das coxas e região interna da vulva (Figuras 5.1.9 e 5.1.10), ao longo dos pequenos lábios. Podem ser observadas fissuras profundas na região inguinal, mas o envolvimento da mucosa é raro. Desconforto local, ardência, coceira e dor são referidos frequentemente.

Definição: É uma doença autossômica dominante rara, que atinge as áreas intertriginosas, com bolhas superficiais.

Etiologia: É um transtorno acantolítico decorrente de uma fragilidade intrínseca dos desmossomos, resultante de uma mutação no gene *ATP2C1* na região 3q21-q24, que codifica a proteína Ca^{2+}ATPase, da bomba de cálcio. As erupções recorrentes de bolhas geralmente são precipitadas por fatores ambientais desencadeantes, como o aumento de temperatura e umidade, irritantes químicos ou mecânicos e infecções.

Epidemiologia: É uma condição rara, que ocorre em todo o mundo e apresenta uma prevalência aproximada de 1/50.000. O início dos sintomas pode ocorrer tardiamente entre os 30 a 49 anos de idade.

Evolução clínica: Em alguns casos, as lesões podem-se tornar fétidas, em razão de uma infecção secundária. Recorrências e remissões das lesões são uma característica da evolução. Ocorre a exacerbação dos sintomas no verão, quando o aumento da temperatura e da umidade facilitam as infecções nas áreas intertriginosas.

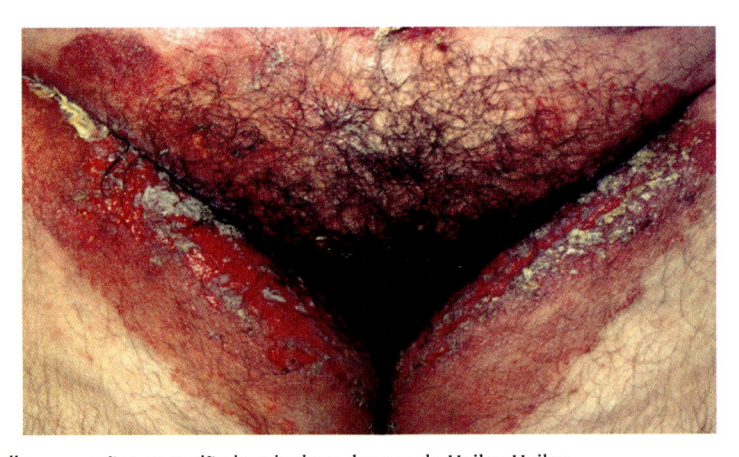

FIGURA 5.1.9 Bolhas e erosões na região inguinal, na doença de Hailey-Hailey.

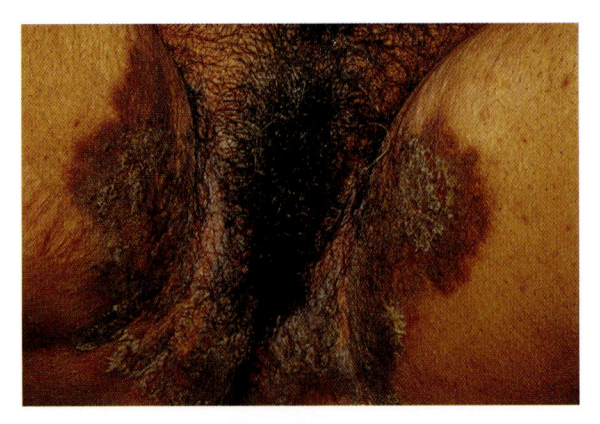

FIGURA 5.1.10 Bolhas e crostas na doença de Hailey-Hailey.

Diagnóstico: Geralmente é sugerido pelas características clínicas e pela história familiar. Uma biópsia de pele, mostrando na histologia de acantólise, com camadas de células destacadas dando um aspecto de parede de tijolos derrubada, confirma o diagnóstico. Diferentemente do PV, os testes de imunofluorescência são negativos.

Diagnóstico diferencial: Intertrigo, infecções bacterianas ou fúngicas, (inclusive eritrasma e dermatofitose), transtornos bolhosos autoimunes (PV e penfigoide cicatricial), erupção bolhosa provocada por drogas, eritema multiforme, herpes simples, doença de Paget extramamária e psoríase.

Terapia: As opções terapêuticas são limitadas. O tratamento está baseado no controle dos fatores ambientais precipitantes e das infecções sobrepostas. Compressas lenitivas, seguidas pelo uso intermitente de corticosteroides de potência baixa ou intermediária e de antibióticos tópicos, geralmente a eritromicina ou a clindamicina, resultam na melhora transitória. Testes de culturas bacterianas e de sensibilidade podem orientar a terapia antibiótica apropriada. Em pacientes refratários ao tratamento, podem ser tentados, com algum sucesso, tratamentos sistêmicos, como dapsona, corticosteroides, metotrexato e retinoides, como a isotretinoína ou a acitretina. Recentemente, foram relatados bons resultados com fototerapia com ultravioleta B de banda estreita.

Bibliografia

Leinonen PT, Hagg PM, Peltonen S, Jouhilahti EM, Melkko J, Korkiamäki T, Oikarinen A, Peltonen J. Reevaluation of the normal epidermal calcium gradient, and analysis of calcium levels and ATP receptors in Hailey–Hailey and Darier epidermis. *J Invest Dermatol* 2009;129:1379–87.

Nasca MR, De Pasquale R, Amodeo S, Micali G. Treatment of Hailey–Hailey diseases with oral erythromycin. *J Dermatol Treatment* 2000;11:273–7.

Vilmer C, Dehen L. Condylomatous vulvar form of Hailey–Hailey's disease. *Ann Dermatol Venereol* 2004;131:607–8.

Wieselthier JS, Pincus SH. Hailey–Hailey disease of the vulva. *Arch Dermatol* 1993;129:1344–5.

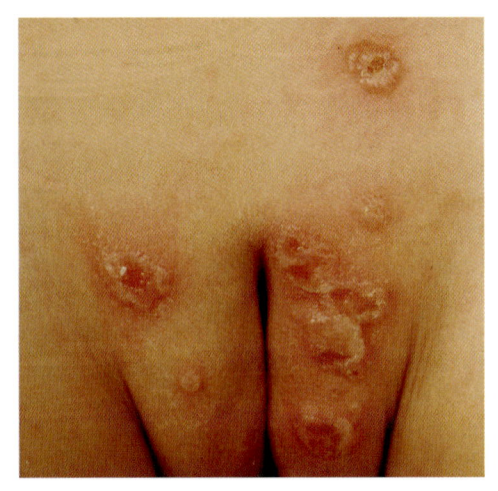

FIGURA 5.2.1 Bolhas agrupadas: dermatite bolhosa linear por IgA.

5.2 Bolhas e Abrasões com Cicatriz
5.2.1 Dermatite Bolhosa Linear por IgA

Aspecto clínico: Caracteriza-se pela presença de bolhas tensas e abrasões, localizadas na região genital (Figura 5.2.1), que se estendem para as mãos, pés e rosto e se apresentam de forma agrupada em uma disposição de arranjo "que se assemelha a uma joia". Alguns pacientes relatam um longo período prodrômico de prurido ou de ardor e prurido antes do surgimento das lesões.

Definição: A doença bolhosa linear por IgA é um distúrbio autoimune, subepidérmico associado a autoanticorpos contra a proteína hemidesmossomal, BP180/colágeno tipo XVII, da membrana basal.

Etiologia: Pode ser idiopática ou induzida por droga (vancomicina).

Epidemiologia: Geralmente é um transtorno infantil que ocorre antes da puberdade, embora também possa ser observada em idosos.

Evolução clínica: As lesões podem aparecer abruptamente ou apresentar um padrão crônico recidivante e, quando envolvem as mucosas, podem causar cicatrizes semelhantes às do penfigoide cicatricial.

Diagnóstico: Uma revisão da exposição a drogas e o delineamento do tempo de administração das mesmas é essencial para a identificação dos potenciais agentes desencadeadores. O diagnóstico é confirmado por imunofluorescência direta. Uma sorologia para imunofluorescência indireta e ELISA deve ser feita. Aproximadamente 50% dos pacientes com dermatose linear por IgA têm anticorpos circulantes detectáveis, que se ligam à região da membrana basal.

Diagnóstico diferencial: Epidermólise bolhosa, penfigoide cicatricial, doença de Dühring e infecção bacteriana (impetigo).

Terapia: O tratamento é feito com corticoides tópicos e dapsona oral.

Bibliografia

Kenani N, Mebazaa A, Denguezli M, Ghariani N, Sriha B, Belajouza C, Nouira R. Childhood linear IgA bullous dermatosis in Tunisia. *Pediatr Dermatol* 2009;26:28–33.

Kharfi M, Khaled A, Karaa A, Zaraa I, Fazaa B, Kamoun MR. Linear IgA bullous dermatosis: The more frequent bullous dermatosis of children. *Dermatol Online J* 2010;16:2.

Kneisel A, Hertl M. Autoimmune bullous skin diseases. Part 1: Clinical manifestations. *J Dtsch Dermatol Ges* 2011;9:844–56.

Legrain V, Taieb A, Surlève-Bazeille JE, Bernard P, Maleville J. Linear IgA dermatosis of childhood: Case report with an immunoelectron microscopic study. *Pediatr Dermatol* 1991;8:310–3.

5.2.2 Eritema Multiforme

Aspecto clínico: O envolvimento vulvar atingindo pele e mucosas é frequente no eritema multiforme maior. Placas simétricas de eritema podem apresentar um padrão de lesão em íris típico e podem, eventualmente, evoluir para formação de bolhas extensas e formação de abrasões (Figura 5.2.2) e cicatrizes, nas fases mais tardias. Pode-se apresentar de forma difusa com ruptura das bolhas e descamação com desnudação da derme e necrose epitelial. O envolvimento da vagina causa uma vaginite descamativa, com corrimento purulento. A dor, a ardência e a disúria são marcantes. O envolvimento da boca, olhos e das extremidades distais pode-se apresentar com lesões vesiculobolhosas de distribuição simétrica. Esses pacientes apresentam um quadro clínico agudo, com febre, mal-estar geral e mialgias.

Definição: É um transtorno mucocutâneo inflamatório agudo, resultante de uma reação de hipersensibilidade, geralmente desencadeada por infecções ou drogas.

Etiologia: Uma infecção por HSV ou por *estreptococos* e algumas drogas, como as sulfonamidas, os antibióticos (penicilina), os anti-inflamatórias não esteroides, a fenitoína, a carbamazepina e os barbituratos, são reconhecidas como possíveis agentes causadores. Em cerca de 50% dos casos, a etiologia é desconhecida.

Epidemiologia: Sua frequência global é estimada em aproximadamente 1,2 a 6 casos por milhão de pessoas, por ano.

Evolução clínica: Geralmente, as lesões são autolimitadas e curam espontaneamente no período de 1 a 2 semanas, deixando áreas com hiperpigmentação ou hipopigmentação. As reincidências são comuns, por recorrência da infecção por HSV ou por repetição da exposição a uma droga. A forma grave tem um curso mais prolongado (3 a 6 semanas) e risco significativo de mortalidade (< 5%), relacionado com a perda da barreira cutânea e a sepse secundária, que é diretamente proporcional à área da superfície total do corpo que está envolvida.

Diagnóstico: O diagnóstico está baseado principalmente na história do paciente e na avaliação clínica. Recomenda-se a inspeção cuidadosa de todas as áreas da pele e da mucosa oral. Para confirmação do diagnóstico, é indispensável uma biópsia de pele.

Diagnóstico diferencial: PV, penfigoide bolhoso, dermatite bolhosa linear por IgA, erupção induzida por droga, necrose epidérmica e líquen plano erosivo.

Terapia: Para recuperação, é essencial identificar e remover os fatores precipitantes e suspender o uso das drogas, que possam estar associadas, além de tratar as infecções subjacentes. A terapia com uso de corticosteroides sistêmicos é controversa. Os casos mais graves e extensos devem ser encaminhados para tratamento em uma unidade hospitalar para queimados.

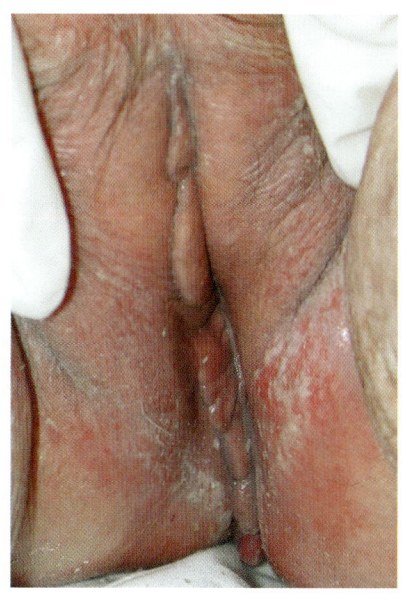

FIGURA 5.2.2 Abrasões extensas com vermelhidão, no eritema multiforme maior.

Bibliografia

Meneux E, Wolkenstein P, Haddad B, Roujeau JC, Revuz J, Paniel BJ. Vulvovaginal involvement in toxic epidermal necrolysis: A retrospective study of 40 cases. *Obstet Gynecol* 1998;91:283–7.

Piérard GE, Paquet P. Facing up to toxic epidermal necrolysis. *Expert Opin Pharmacother* 2010;11:2443–6.

Sokumbi O, Wetter DA. Clinical features, diagnosis, and treatment of erythema multiforme: A review for the practicing dermatologist. *Int J Dermatol* 2012;51:889–902.

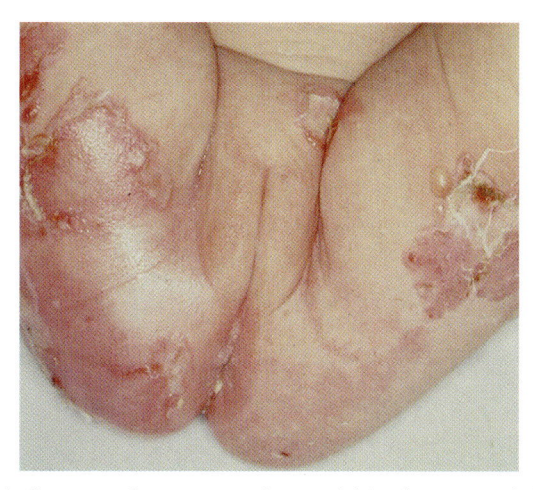

FIGURA 5.2.3 Formação de bolhas causada por traumatismos triviais, decorrente da fragilidade aumentada da pele, na epidermólise bolhosa distrófica congênita.

5.2.3 Epidermólise Bolhosa

Aspecto clínico: As mucosas, inclusive as da genitália, podem estar envolvidas com bolhas e abrasões (Figura 5.2.3).

Definição: É um distúrbio congênito hereditário, caracterizado por fragilidade da pele e da mucosa.

Etiologia: É causada por um defeito genético na epiderme, na derme e no tecido conectivo, que interfere na fisiologia e causa fragilidade da pele.

Epidemiologia: As doenças bolhosas congênitas são raras, mas o envolvimento vulvar é comum.

Evolução clínica: O prognóstico a longo prazo, no caso da doença bolhosa superficial, é bom. Nas variantes distróficas, podem ocorrer cicatrizes e aderências incapacitantes, com consequente obstrução vaginal e uropatia obstrutiva.

Diagnóstico: A biópsia com exame histopatológico é necessária para fazer o diagnóstico, e investigações genéticas devem ser feitas para identificar o gene mutante.

Diagnóstico diferencial: Bolhas por fricção, transtornos bolhosos autoimunes (penfigoide bolhoso, penfigoide cicatricial, PV e epidermólise bolhosa adquirida), erupções bolhosas induzidas por drogas, eritema multiforme, líquen plano erosivo, infecções bacterianas (impetigo) e síndrome estafilocócica da pele escaldada.

Terapia: É desafiadora. Exige cuidado adequado dos ferimentos, evitação de traumatismos e prevenção e tratamento das superinfecções. Para o futuro, as metas são representadas pelas terapias proteicas e gênicas.

Bibliografia

Holbrook KA. Extracutaneous epithelial involvement in inherited epidermolysis bullosa. *Arch Dermatol* 1988;124:726–31.

Lataifeh I, Barahmeh S, Amarin Z, Jaradat I. Stage III squamous cell carcinoma of the vulva with groin nodes metastasis in a patient with epidermolysis bullosa. *J Obstet Gynaecol* 2010;30:750–2.

Leverkus M, Ambach A, Hoefeld-Fegeler M, Kohlhase J, Schmidt E, Schumann H, Has C, Gollnick H. Late-onset inversa recessive dystrophic epidermolysis bullosa caused by glycine substitutions in collagen type VII. *Br J Dermatol* 2011;164:1104–6.

Petersen CS, Brocks K, Weismann K, Kobayasi T, Thomsen HK. Pretibial epidermolysis bullosa with vulvar involvement. *Acta Derm Venereol* 1996;76:80–1.

Shackelford GD, Bauer EA, Graviss ER, McAlister WH. Upper airway and external genital involvement in epidermolysis bullosa dystrophica. *Radiology* 1982;143:429–32.

6

Pústulas/Abscessos

Giuseppe Micali ▪ Nella Pulvirenti ▪ Stefano Veraldi

6.1 Pústulas/Abscessos

6.1.1 Infecção Fúngica/Bacteriana

Aspecto clínico: Nas vulvovaginites por bactérias e por *Candida*, podem ser observadas pequenas pústulas múltiplas, respectivamente amareladas e brancas, circundadas por eritema. As infecções fúngicas se caracterizam pela presença de pequenas pápulas dispersas na região envolvida (Figuras 6.1.1 a 6.1.3). As infecções bacterianas ocorrem frequentemente nos orifícios foliculares (foliculite), quando a região pilosa da vulva está envolvida (Figura 6.1.4). Prurido e ardência são sintomas relatados com frequência.

Definição: É uma inflamação vulvovaginal aguda, causada por bactérias ou fungos.

Etiologia: As infecções vulvovaginais não venéreas podem ser causadas por bactérias comuns, anaeróbicas e aeróbicas (*Staphylococcus* ou *Streptococcus*) ou por espécies de *Candida*. Os fatores de risco incluem condições locais (irritação, oclusão e maceração) e condições sistêmicas (diabetes e imunossupressão).

Epidemiologia: São casos frequentes, nem sempre relatados, cuja incidência é difícil de estabelecer com precisão.

Diagnóstico: O esfregaço de secreção vaginal para cultura de bactérias e fungos é o método mais eficaz para fazer o diagnóstico.

Evolução clínica: A infecção bacteriana pode ser complicada por febre e formação de abscessos, enquanto a infecção fúngica não tratada pode evoluir para candidíase crônica.

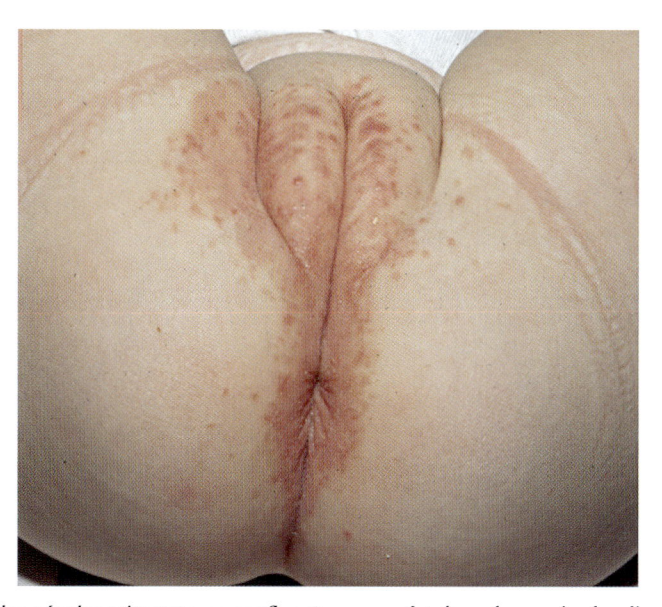

FIGURA 6.1.1 Múltiplas pápulas eritematosas confluentes com pústulas esbranquiçadas disseminadas, na candidíase.

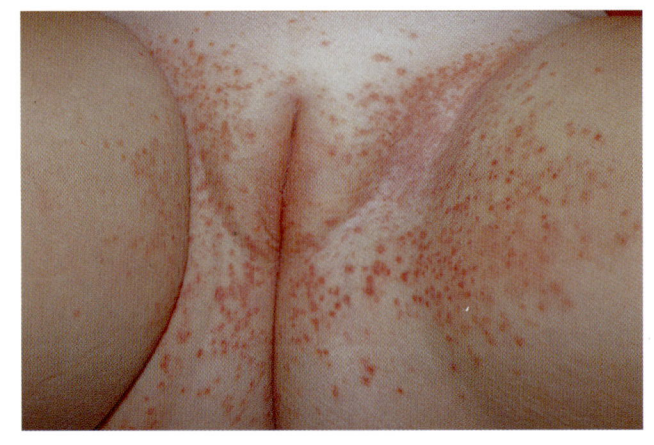

FIGURA 6.1.2 Candidíase com apresentação típica.

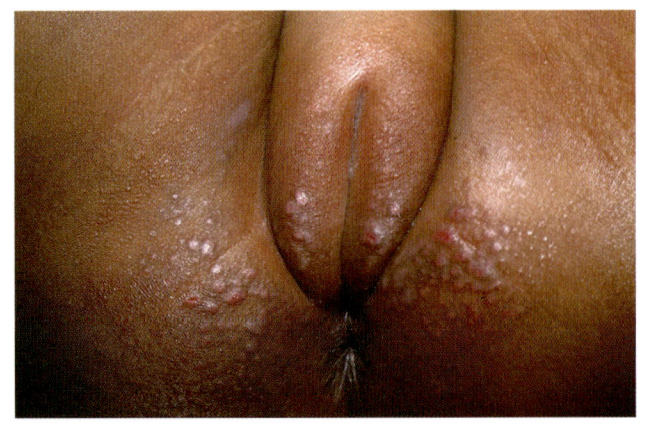

FIGURA 6.1.3 Candidíase em paciente de pele escura.

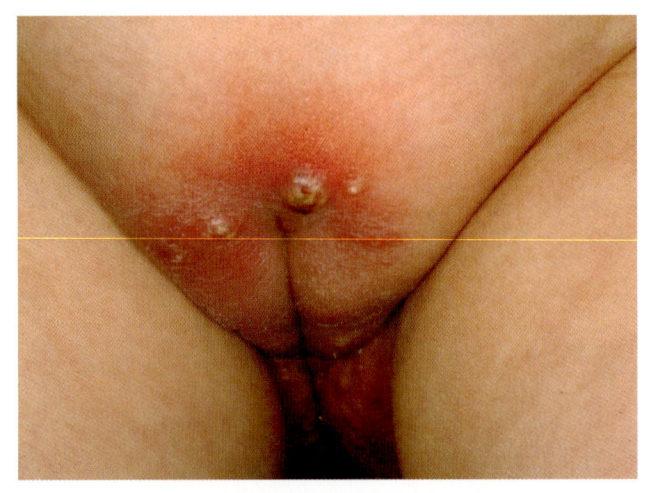

FIGURA 6.1.4 Foliculite bacteriana com eritema difuso e sobreposição de pústulas amareladas: infecção bacteriana.

Diagnóstico diferencial: Hidradenite supurativa, cancroide, doença de Crohn, dermatose pustular subcórnea, psoríase pustular, pustulose não microbiana das dobras.

Terapia: São indicados tratamentos tópicos e/ou sistêmicos, com antibióticos e/ou antifúngicos, de acordo com o sugerido pelas investigações microbiológicas.

Bibliografia

Hamad M, Kazandji N, Awadallah S, Allam H. Prevalence and epidemiological characteristics of vaginal candidiasis in the UAE. *Mycoses* 2014;57:184–90.

Heymann WR. Streptococcal vulvovaginitis. *J Am Acad Dermatol* 2009;61:94–5.

Mirowski GW, Schlosser BJ, Stika CS. Cutaneous vulvar streptococcal infection. *J Low Genit Tract Dis* 2012;16:281–4.

6.1.2 Foliculite

Aspecto clínico: Pústulas foliculares, isoladas ou disseminadas, em geral circundadas por um halo eritematoso, são observadas nas áreas pilosas da vulva (Figuras 6.1.5 e 6.1.6).

Definição: É uma inflamação vulvar causada por uma infecção nos folículos dos pelos pubianos.

Etiologia: Na maioria das vezes, é causada pelo *Staphylococcus aureus*, embora outros microrganismos, incluindo bactérias Gram-negativas, como *Pseudomonas aeruginosa*, e fungos, como *Candida albicans*, possam ser detectados ocasionalmente.

Epidemiologia: São considerados um transtorno comum, embora sua prevalência na região genital seja desconhecida.

Evolução clínica: Nas fases tardias da infecção, podem ser vistas lesões cobertas por crostas.

Diagnóstico: O diagnóstico é com base na coloração de Gram e na cultura microbiológica, que confirmam a infecção e identificam o agente causador.

Diagnóstico diferencial: Hidradenite supurativa, infecções fúngicas com candidíase e dermatofitose e pustulose não microbiana das dobras.

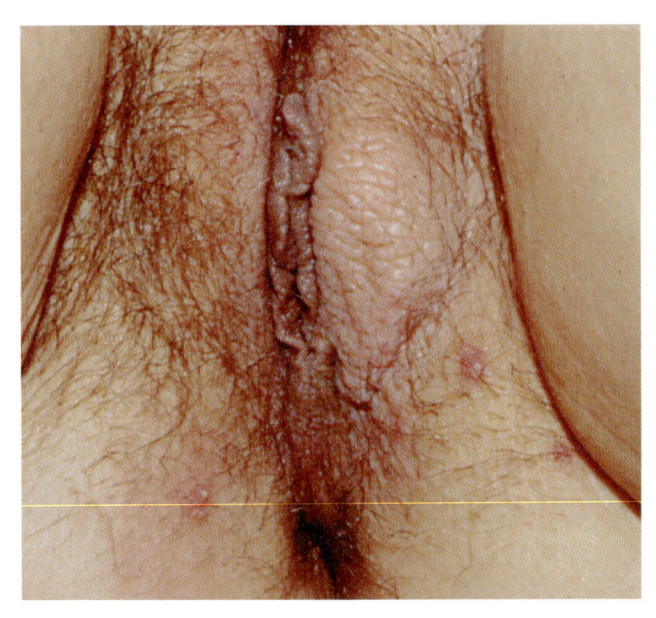

FIGURA 6.1.5 Pústulas foliculares disseminadas na foliculite.

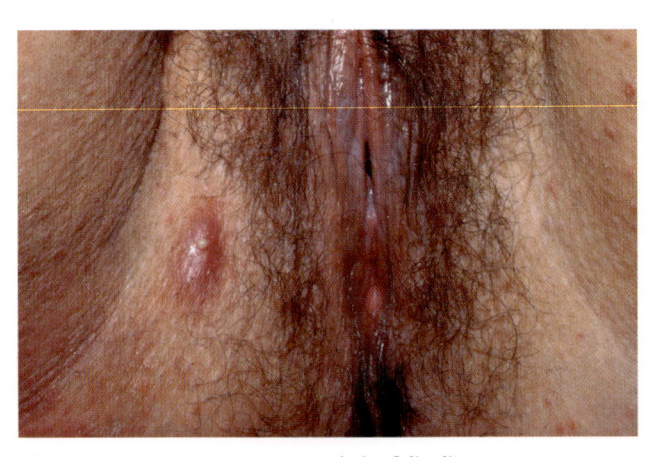

FIGURA 6.1.6 Pústula eritematosa com corrimento amarelado: foliculite.

Terapia: Manter a área limpa e seca pode ser suficiente, pois as lesões curam espontaneamente. Se a infecção for grave ou recorrente, recomendam-se antibióticos tópicos e antissépticos.

Bibliografia

Fischer G, Rogers M. Vulvar disease in children: A clinical audit of 130 cases. *Pediatr Dermatol* 2000;17:1–6.

Nyirjesy P, Nixon JM, Jordan CA, Buckley HR. Malassezia furfur folliculitis of the vulva: Olive oil solves the mystery. *Obstet Gynecol* 1994;84:710–1.

Singh N, Thappa DM, Jaisankar TJ, Habeebullah S. Pattern of non-venereal dermatoses of female external genitalia in South India. *Dermatol Online J* 2008;14:1.

6.2 Pústulas/Abscessos com Cicatrizes

6.2.1 Hidradenite Supurativa

Aspecto clínico: Ocorre nas áreas com glândulas apócrinas: axilas, regiões inguinal, perianal, perineal e glútea e pode ocorrer também no couro cabeludo (foliculite dissecante). Na vulva e na região pubiana, podem ser vistas pústulas múltiplas, eritematosas, acneiformes e confluentes, e também pápulas e comedões disseminados. Os lábios vaginais e o clitóris também podem estar afetados (Figuras 6.2.1 a 6.2.3). Nos casos menos graves, pode-se apresentar como um grupo de dois ou três nódulos com ápice preto, que se intercomunicam sob a pele. Entretanto, um achado comum é a inflamação crônica, extensa e profunda, com formação de nódulos e cistos subcutâneos, que podem ulcerar e coalescer, formando placas e abscessos subjacentes com fístulas de drenagem que curam incompletamente, causando grandes cicatrizes. Os nódulos com secreção purulenta e amarelada, geralmente, são muito dolorosos.

Definição: É um transtorno inflamatório supurativo, que ocorre nas áreas ricas em glândulas apócrinas, também é conhecido como doença de Verneuil ou acne inversa.

Etiologia: A causa é desconhecida. Supõe-se que a infecção bacteriana seja uma ocorrência secundária, decorrente de um defeito primário no epitélio folicular, até agora não identificado. As con-

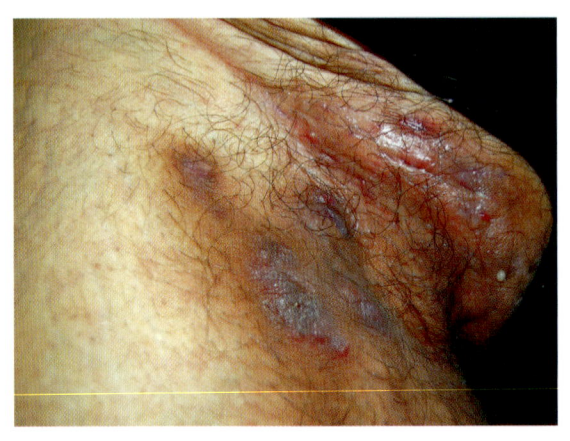

FIGURA 6.2.1 Aglomerado de placas com seios de drenagem e cicatrizes sinuosas: hidradenite supurativa.

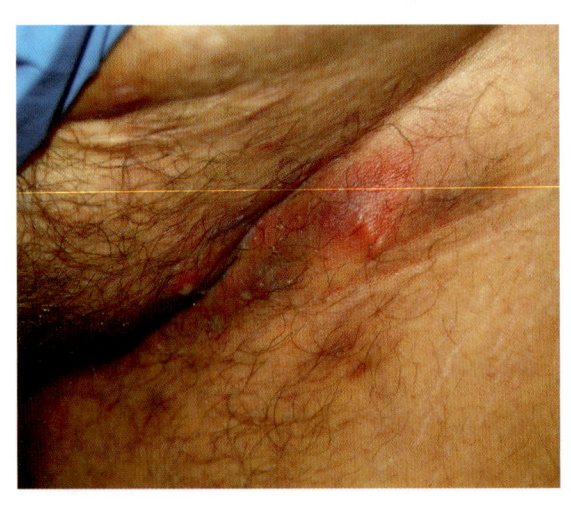

FIGURA 6.2.2 Aglomerado de placas eritematosas com nódulos exsudativos e corrimento purulento amarelado: hidradenite supurativa.

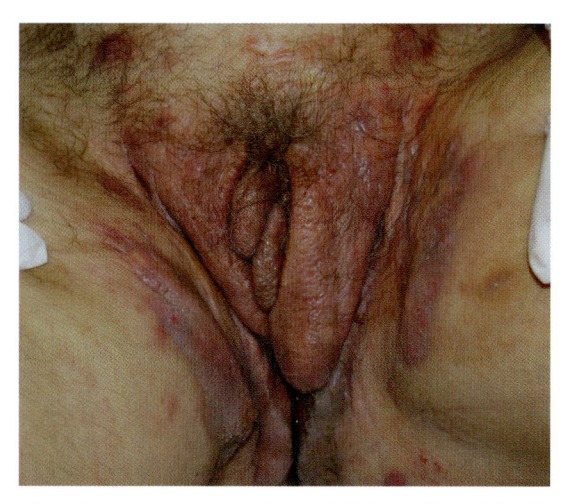

FIGURA 6.2.3 Edema com induração persistente, resultante de inflamação crônica: hidradenite supurativa.

dições predisponentes incluem uma história familiar positiva, hiperandrogenia, obesidade e fatores ambientais, como oclusão e maceração pelo uso de roupas apertadas, que aumentam o calor e a umidade, os irritantes químicos, o tabagismo e a exposição ao lítio.

Epidemiologia: Sua exata incidência é desconhecida. As mulheres têm uma probabilidade maior de desenvolver a hidradenite supurativa do que os homens. As pessoas com histórico de acne têm um risco maior de desenvolver essa condição. A hidradenite supurativa pode ter um caráter hereditário.

Evolução clínica: Ocorre uma piora progressiva do quadro após as manifestações iniciais. Nas fases iniciais, ocorrem agudizações cíclicas associadas à fase progestacional do ciclo menstrual, que influencia a atividade secretora das glândulas apócrinas. A evolução da doença aumenta a morbidade, e toda a região anogenital se torna favosa e inflamada, com recorrência da infecção subjacente. Esta condição incapacitante pode causar considerável desconforto aos pacientes, dificultar os movimentos e prejudicar significativamente a qualidade de vida. As cicatrizes são uma causa comum de preocupação com aspecto cosmético. Outras complicações potenciais incluem as cicatrizes com retração dérmica, a infecção local disseminada e o linfedema causado por lesões nos linfáticos e artrite.

Diagnóstico: Não existem testes diagnósticos específicos. O diagnóstico geralmente se baseia nos sinais e sintomas típicos.

Diagnóstico diferencial: Infecções bacterianas/fúngicas, erisipelas, doença de Crohn, pioderma gangrenoso, linfogranuloma venéreo e granuloma inguinal.

Terapia: O tratamento é difícil e frequentemente realizado de forma inadequada. Nas fases iniciais leves, a higienização com antissépticos e o uso de antibióticos podem ser úteis para reduzir a contaminação bacteriana. Nos casos moderados a graves, devem ser prescritos antibióticos sistêmicos, como a eritromicina, a tetraciclina, a minociclina e a doxiciclina, e o uso de isotretinoína também pode ser indicado. Foi tentado o tratamento com agentes biológicos. A hidradenite grave pode exigir injeções de esteroides, drenagem cirúrgica e, às vezes, remoção cirúrgica das áreas de pele afetadas.

Bibliografia

Alharbi Z, Kauczok J, Pallua N. A review of wide surgical excision of hidradenitis suppurativa. *BMC Dermatol* 2012;12:9.
Alikhan A, Lynch PJ, Eisen DB. Hidradenitis suppurativa: A comprehensive review. *J Am Acad Dermatol* 2009;60:539–61.
Brown CF, Gallup DG, Brown VM. Hidradenitis suppurativa of the anogenital region: Response to isotretinoin. *Am J Obstet Gynecol* 1988;158:12–5.
Collier F, Smith RC, Morton CA. Diagnosis and management of hidradenitis suppurativa. *BMJ* 2013;346:f2121.
Scheinfeld N. Hidradenitis suppurativa: A practical review of possible medical treatments based on over 350 hidradenitis patients. *Dermatol Online J* 2013;19:1.

7
Pápulas

Maria Rita Nasca ▪ Federica Dall'Oglio ▪ Giuseppe Micali

7.1 Pápulas
7.1.1 Molusco Contagioso

Aspecto clínico: As lesões podem ser observadas na pele da vulva, no púbis e na parte inferior do abdome, no períneo e nas nádegas. As pápulas frequentemente são múltiplas, com diâmetro de poucos milímetros e apresentam a cor da pele com aspecto perolado, são lisas, arredondadas, em forma de cúpula, com uma depressão central típica que contém um tampão ceratoso (queratoso), que pode ser facilmente removido com um fórceps (Figuras 7.1.1 a 7.1.3). Às vezes, podem ser observadas

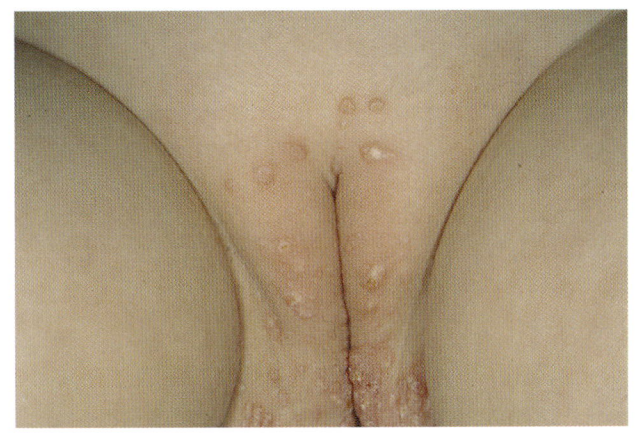

FIGURA 7.1.1 Pápulas em forma de cúpula com uma depressão central: molusco contagioso.

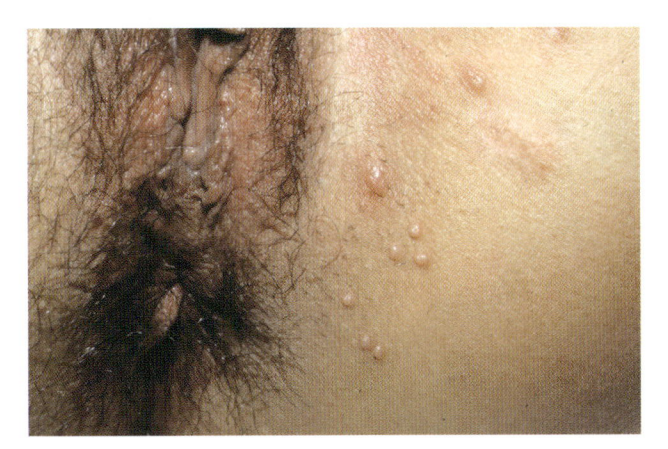

FIGURA 7.1.2 Múltiplas pápulas da cor da pele, lisas e lustrosas: molusco contagioso.

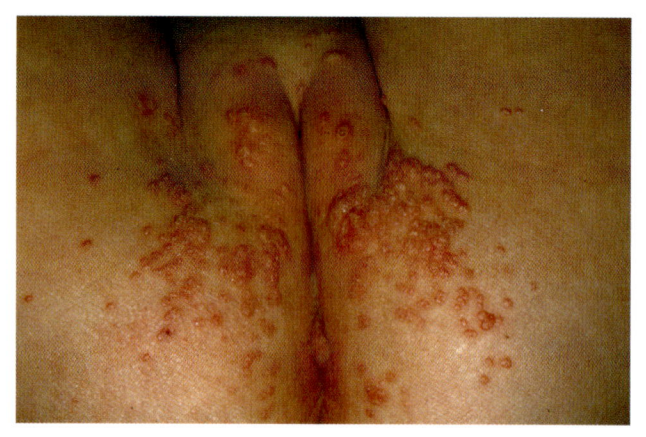

FIGURA 7.1.3 Envolvimento vulvoperineal extenso, em um caso de molusco contagioso de duração prolongada.

lesões que atingem 1 a 2 cm de diâmetro. Elas são assintomáticas, mas, ocasionalmente, podem causar irritação e se apresentar rodeadas por uma área de eritema.

Definição: É uma infecção viral que afeta as áreas genital e perigenital, em adultos sexualmente ativos.

Etiologia: O agente causador é um DNA vírus do tipo pox.

Epidemiologia: Não apresenta preferência sexual, e sua incidência não é conhecida com precisão. É uma doença sexualmente transmissível relativamente comum, embora frequentemente a transmissão ocorra por contato não sexual (piscinas, equipamentos de ginástica etc.) com lesões tipicamente localizadas na parte superior do corpo, especialmente em crianças.

Evolução clínica: O curso é benigno e pode haver cura espontânea em 18 meses ou mais, às vezes deixando uma cicatriz ligeiramente deprimida. Nos entanto, as recidivas são comuns, podendo ocorrer em até 35% dos casos.

Diagnóstico: Em geral, o diagnóstico é feito com base nas características clínicas. Na dermatoscopia, o padrão típico pode ser reconhecido pela presença de uma estrutura central polilobular e amorfa, rodeada por vasos, lineares ou ramificados, que não passam pelo ponto central da lesão (Figura 7.1.4). A histologia pode descartar os casos atípicos.

Diagnóstico diferencial: Em um paciente com AIDS, lesões gigantes podem imitar criptococose, histoplasmose, coccidiomicose ou aspergilose. Às vezes, podem ter certas características em comum com verrugas, cistos epidérmicos (milia), hiperplasias sebáceas, granulomas por corpos estranhos, ceratoacantomas, poromas écrinos, transtornos perfurantes e carcinomas nodulares das células basais.

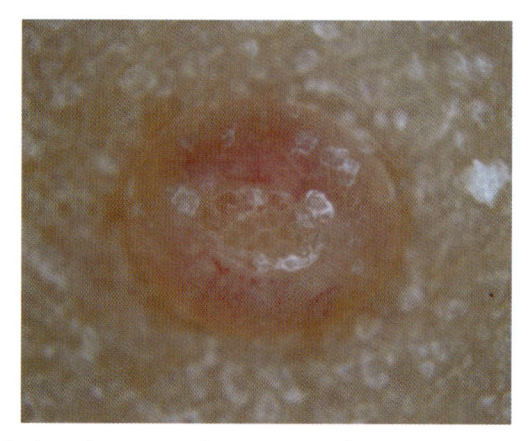

FIGURA 7.1.4 Dermatoscopia do molusco contagioso: presença de uma estrutura central poliglobular amorfa, branco-amarelada, com uma coroa periférica de vasos circundantes.

Terapia: A ablação cirúrgica por curetagem é eficaz. É recomendável o acompanhamento para tratar imediatamente qualquer recidiva e evitar a disseminação. As pacientes devem ser instruídas a evitar contato íntimo e compartilhamento de roupas ou toalhas.

Bibliografia

Castronovo C, Lebas E, Nikkels-Tassoudji N, Nikkels AF. Viral infections of the pubis. *Int J STD AIDS* 2012;23:48–50.

Lin HY, Linn G, Liu CB, Chen CJ, Yu KJ. An immunocompromised woman with severe molluscum contagiosum that responded well to topical imiquimod: A case report and literature review. *J Low Genit Tract Dis* 2010;14:134–5.

Van Onselen J. Skin infections in children. *J Fam Health Care* 2014;24:22–4.

7.1.2 Papilomatose

Aspecto clínico: Apresenta-se como múltiplas papilas pequenas de 1 a 3 mm, elevadas, alongadas, amolecidas, da cor da pele, assintomáticas, simetricamente distribuídas, frequentemente arranjadas em fileiras na parte interna dos pequenos lábios e na mucosa vestibular distal ao anel himenal (Figuras 7.1.5 a 7.1.8).

Definição: É uma condição fisiológica que corresponde a uma variação normal da anatomia feminina e equivale às pápulas penianas peroladas masculinas.

Etiologia: A etiologia dessas proliferações vasculares benignas é desconhecida, mas não está relacionada com infecção por papilomavírus humano (HPV).

Epidemiologia: Não há dados epidemiológicos precisos, e a prevalência da papilomatose na população em geral é desconhecida.

Evolução clínica: Não evolui.

Diagnóstico: É clínico e pode ser auxiliado por dermatoscopia não invasiva, que demonstra várias estruturas de cor rosa esbranquiçada, em forma de seixos ou uvas, arranjadas em umas poucas linhas regulares. Com maior aumento, podem ser detectados vasos com aspecto de ponto ou de vírgula, no centro de cada pápula.

Diagnóstico diferencial: Verrugas anogenitais.

Tratamento: É desnecessário tratamento.

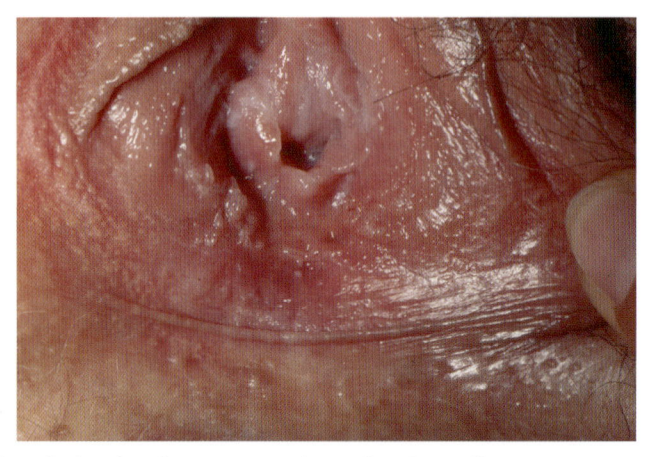

FIGURA 7.1.5 Múltiplas pápulas elevadas, pequenas, da cor da pele: papilomatose.

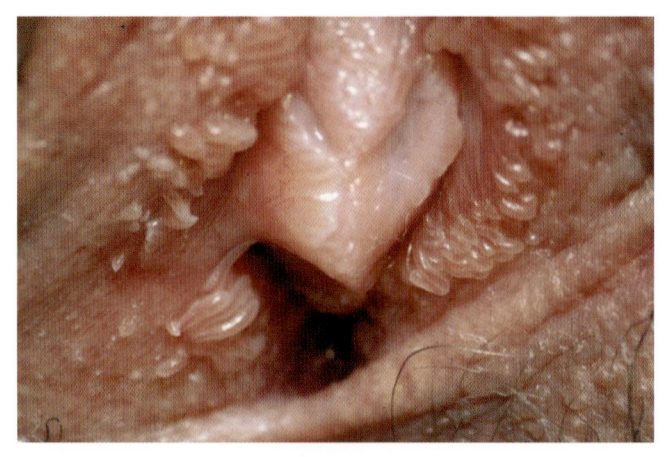

FIGURA 7.1.6 Envolvimento bilateral simétrico em papilomatose vulvar.

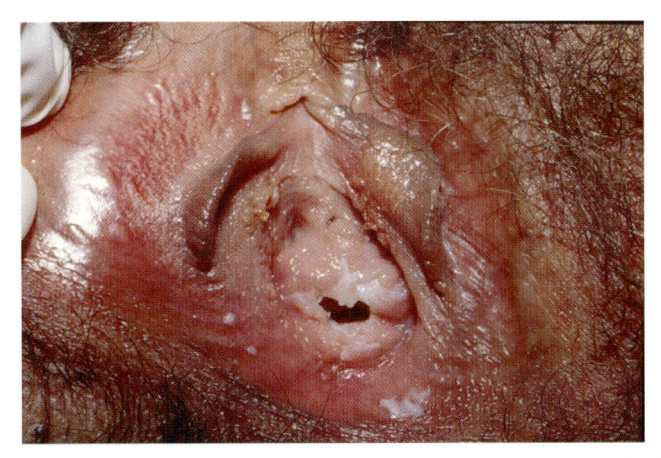

FIGURA 7.1.7 Múltiplas pápulas alongadas, regulares e simetricamente distribuídas, alinhadas no introito vaginal, da papilomatose vulvar. Grânulos de Fordyce podem ser vistos na dobra interlabial direita. (Ver Seção 7.1.3.)

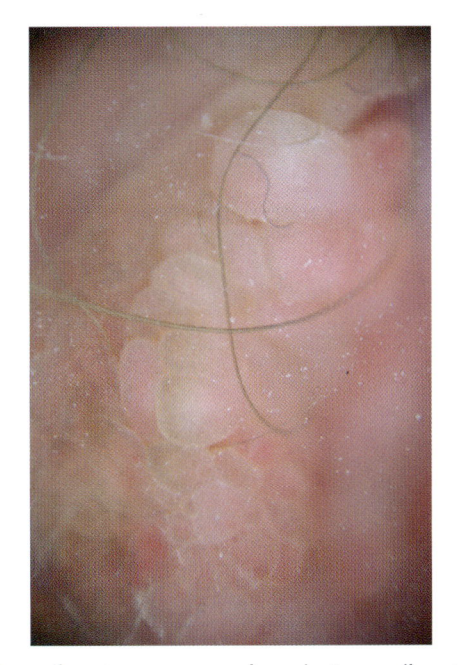

FIGURA 7.1.8 Dermatoscopia da papilomatose: presença de projeções papilomatosas regulares, rosadas.

Bibliografia

Diaz Gonzales JM, Martinez Luna E, Pena Romero A, Molina Hernandez A, Dominguez Cherit J. Vestibular papillomatosis as a normal vulvar anatomical condition. *Dermatol Online J* 2013;19:20032.
Wollina U, Verma S. Vulvar vestibular papillomatosis. *Indian J Dermatol Venereol Leprol* 2010;76:270–2.

7.1.3 Hiperplasia Sebácea/Grânulos de Fordyce

Aspecto clínico: Os grânulos de Fordyce podem ser identificados pela visualização de múltiplas pápulas pequenas, de 1 a 3 mm, assintomáticas, superficiais, em forma de cúpula, de cor amarelada, amolecidas e com uma depressão central. Localizam-se nos pequenos lábios e na face interna dos grandes lábios (Figuras 7.1.9 e 7.1.10).

Definição: Representam o aumento considerável das unidades pilossebáceas em localização não ectópica. Os grânulos de Fordyce são glândulas sebáceas heterotópicas que, assim como a papilomatose, são consideradas uma condição fisiológica assintomática.

Etiologia: A patogênese da anormalidade proliferativa que leva à hiperplasia sebácea não está completamente compreendida. Ela é considerada um hamartoma, e não um verdadeiro neoplasma. Fatores hormonais e inflamação crônica decorrente da infecção por HPV, cirurgia prévia e exposição a raios ultravioleta foram investigados como possíveis cofatores contribuintes para ambas as condições, mas os resultados foram inconclusivos.

Epidemiologia: A hiperplasia sebácea verdadeira é extremamente rara, com poucos casos relatados na literatura. Já os grânulos de Fordyce são considerados relativamente comuns. Ambas as condições são observadas com maior frequência em adultos jovens.

Evolução clínica: São condições benignas, que persistem indefinidamente.

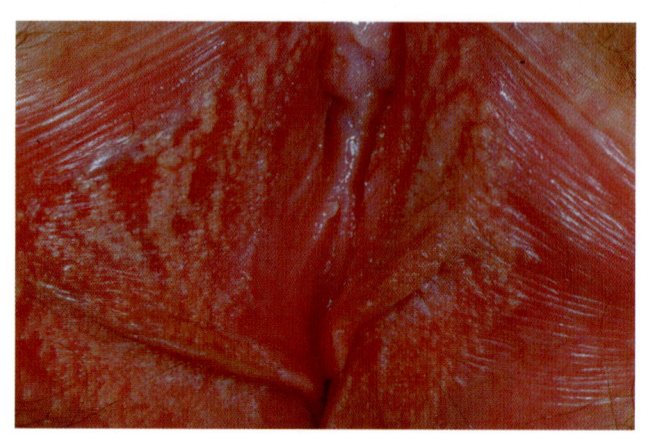

FIGURA 7.1.9 Múltiplas pápulas amareladas, em forma de cúpula, distribuídas simetricamente: grânulos de Fordyce.

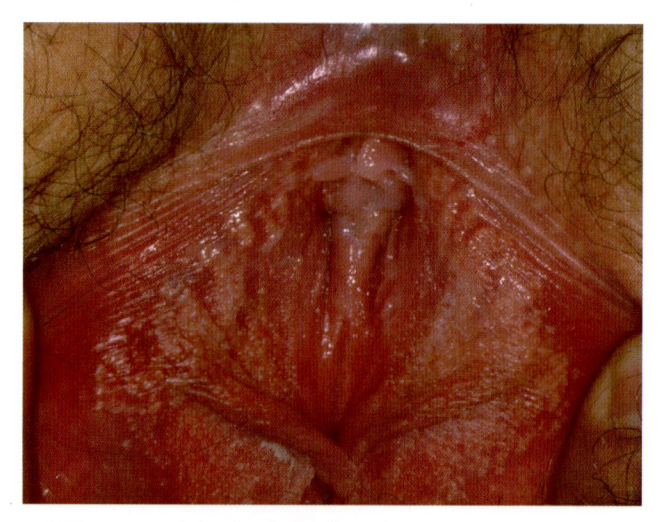

FIGURA 7.1.10 Grânulos de Fordyce.

Diagnóstico: Geralmente é clínico, e a histologia raramente é necessária. A dermatoscopia revela um padrão de glóbulos agregados, branco-amarelados.

Diagnóstico diferencial: Molusco contagioso, carcinoma nodular das células basais, miliária e siringoma.

Terapia: Essas condições benignas não requerem tratamento, a menos que uma preocupação com a estética leve à necessidade de ablação, cirúrgica ou a *laser*.

Bibliografia

Al-Daraji WI, Wagner B, Ali RB. Sebaceous hyperplasia of the vulva: A clinicopathological case report with a review of the literature. *J Clin Pathol* 2007;60:835–7.

Niemann C. Differentiation of the sebaceous gland. *Dermatoendocrinol* 2009;1:64–7.

Ortiz-Rey JA, Martin-Jimenez A, Alvarez C, De La Fuente A. Sebaceous gland hyperplasia of the vulva. *Obstet Gynecol* 2002;99:919–21.

Zampeli VA, Makrantonaki E, Tzellos T, Zouboulis CC. New pharmaceutical concepts for sebaceous gland diseases: Implementing today's pre-clinical data into tomorrow's daily clinical practice. *Curr Pharm Biotechnol* 2012;13:1898–913.

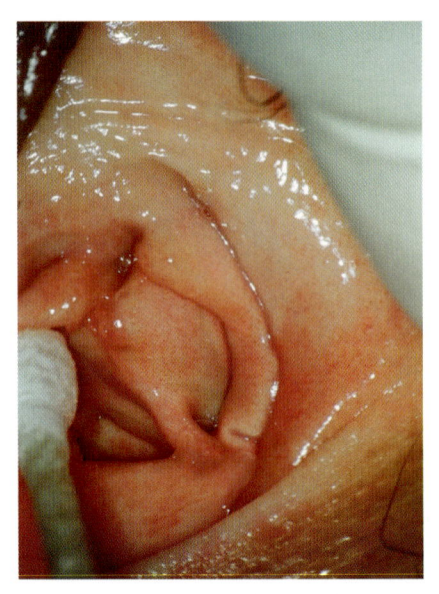

FIGURA 7.1.11 Carúncula uretral.

7.1.4 Carúncula Uretral

Aspecto clínico: Mais frequentemente, aparece como uma pápula exofítica, assintomática, rosa ou avermelhada (Figura 7.1.11). Em raros casos, pode apresentar uma coloração púrpura ou preta, secundária a uma trombose.

Definição: É uma lesão uretral distal, resultante do prolapso e do ectrópio da mucosa uretral no meato.

Etiologia: A causa é a deficiência de estrogênio, com consequente atrofia urogenital, que evolui para o prolapso uretral distal.

Epidemiologia: É encontrado com maior frequência em mulheres pós-menopáusicas, mas, às vezes, pode ser observado em mulheres pré-menopáusicas ou na menopausa.

Evolução clínica: A irritação crônica da mucosa exposta contribui para o crescimento, a hemorragia e a eventual necrose da lesão, que pode-se tornar dolorosa, causar disúria ou, ocasionalmente, sangrar.

Diagnóstico: Uma carúncula uretral é facilmente vista ao exame físico e, na grande maioria dos casos, é desnecessária uma biópsia. Quando a origem de uma hematúria é incerta, uma citoscopia pode ser realizada.

Diagnóstico diferencial: O principal diagnóstico diferencial é em relação ao prolapso uretral.

Terapia: Banhos quentes, estrogênios tópicos e cremes anti-inflamatórios tópicos podem ser úteis. A excisão cirúrgica deve-se restringir aos pacientes com grandes lesões sintomáticas, em que a terapia conservadora não obteve resposta e aos casos com diagnóstico incerto.

Bibliografia

Salim S, Taylor A, Carter C. Female paraphimosis? Management of a large female urethral caruncle, trialling manual reduction. *J Obstet Gynaecol* 2014;34:282–3.

Surabhi VR, Menias CO, George V, Siegel CL, Prasad SR. Magnetic resonance imaging of female urethral and periurethral disorders. *Radiol Clin North Am* 2013;51:941–53.

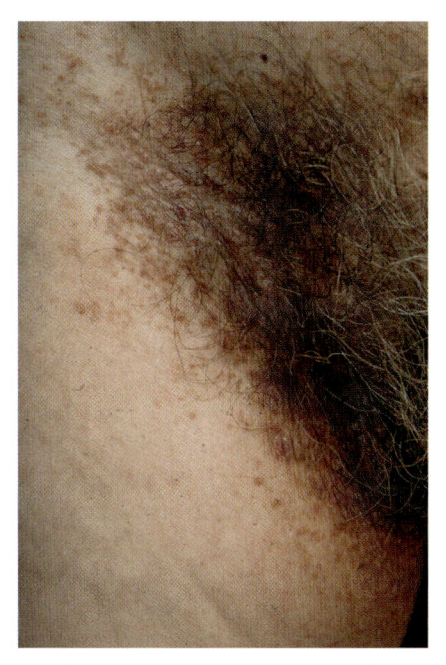

FIGURA 7.1.12 Múltiplas pápulas de coloração marrom, verrucosas nas dobras inguinais, na doença de Darier.

7.1.5 Doença de Darier

Aspecto clínico: Múltiplas pápulas verrugosas, encrostadas, amarelas ou marrons, envolvem a vulva e as áreas vizinhas de flexão (Figura 7.1.12), com acúmulo de *debris* ceratóticos, com odor fétido que, tipicamente, também se desenvolvem no pescoço e na parte superior do tórax. Pode haver envolvimento de mucosas.

Definição: Transtorno hereditário, autossômico dominante, de ceratinização, que ocorre nas áreas seborreicas do corpo.

Etiologia: É causada por uma mutação em um gene localizado na região 2q23-24.1, que causa um desarranjo desmossômico e é precipitado por calor, umidade, suor e fricção.

Epidemiologia: É uma doença rara (1/50.000), que ocorre com frequência igual nos sexos masculino e feminino.

Evolução clínica: O início ocorre frequentemente na puberdade. Formas mais extensas podem causar um dano social considerável.

Diagnóstico: O diagnóstico é feito pelo exame histológico das lesões cutâneas. A biópsia mostra hiperceratose, disceratose focal e acantólise suprabasal.

Diagnóstico diferencial: Acantose nigricans, doença de Hailey-Hailey e infecção bacteriana (impetigo).

Terapia: O tratamento é apenas sintomático. Os pacientes devem evitar sol e calor. Emolientes contendo ureia e ácido láctico são benéficos nas lesões mais leves. A aplicação tópica de isotretinoína é eficaz contra a hiperceratose, mas o risco de irritação limita seu uso.

Bibliografia

Adam AE. Ectopic Darier's disease of the cervix: An extraordinary cause of an abnormal smear. *Cytopathology* 1996;7:414–21.

Suárez-Peñaranda JM, Antúnez JR, Del Rio E, Vázquez VH, Novo Domínguez A. Vaginal involvement in a woman with Darier's disease: A case report. *Acta Cytol* 2005;49:530–2.

7.1.6 Angioceratoma

Aspecto clínico: O angioceratoma apresenta-se como pápulas com 1 a 5 mm de diametro, em forma de cúpula, de cor acinzentada à avermelhada (parecendo caviar) e, às vezes, com hiperceratose. As lesões estão localizadas principalmente na região pilosa dos grandes lábios e raramente são encontradas nos pequenos lábios e no clitóris (Figuras 7.1.13 a 7.1.17). Em geral, os pacientes são assintomáticos, mas, em raras ocasiões, há relatos de prurido vulvar, desconforto, ardência e dor.

Definição: É uma proliferação, com aumento de capilares da derme benigna e localizada, coberta por epitélio hiperceratótico.

Etiologia: Em muitos casos, aparece espontaneamente, e sem causa aparente. Algumas condições subjacentes, como a hipertensão venosa, a fragilidade vascular e radioterapia prévia, são consideradas algumas vezes como tendo um papel na patogênese.

Epidemiologia: Os angioceratomas são observados frequentemente nos genitais externos de indivíduos adultos. Em mulheres, eles são relatados principalmente na pré-menopausa (< 50 anos).

Evolução clínica: São lesões benignas, mas podem aumentar de tamanho e número. Ocasionalmente podem ocorrer sangramentos secundários a traumatismos. Em casos raros, podem preceder transtornos sistêmicos, como a doença de Fabry.

Diagnóstico: Em geral, o diagnóstico é clínico, mas, em casos selecionados, a histopatologia pode ser realizada para descartar outros tumores vasculares. Os achados comuns na dermatoscopia são áreas de véu esbranquiçado e lagos escuros ou vermelhos (Figura 7.1.18).

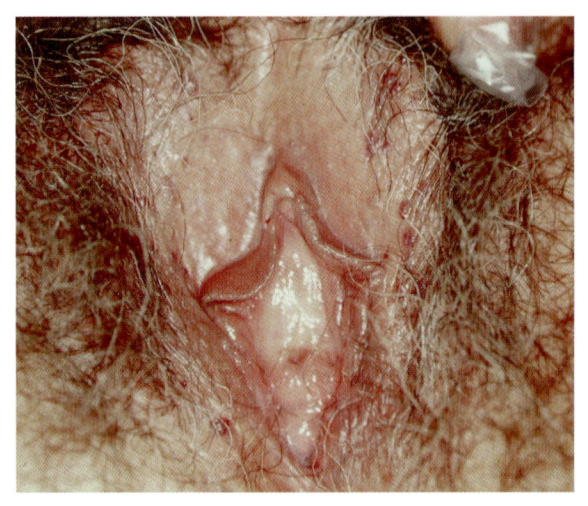

FIGURA 7.1.13 Pápulas avermelhadas, em forma de cúpula: angioceratomas.

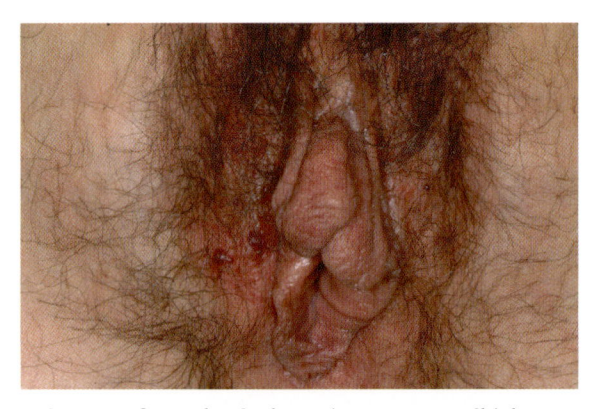

FIGURA 7.1.14 Pápulas purpúreas, em forma de cúpula: angioceratomas múltiplos.

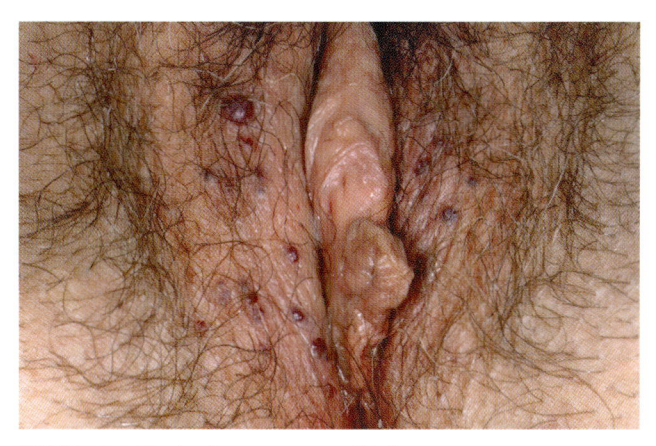

FIGURA 7.1.15 Angioceratomas múltiplos.

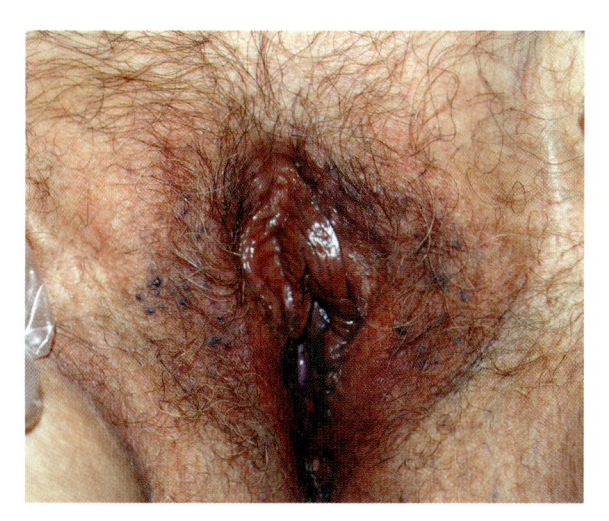

FIGURA 7.1.16 Angioceratomas múltiplos.

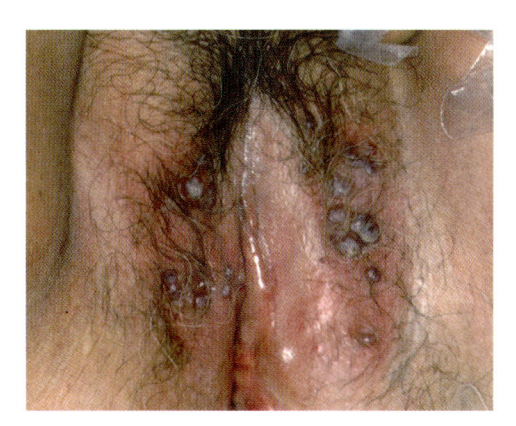

FIGURA 7.1.17 Angioceratomas múltiplos.

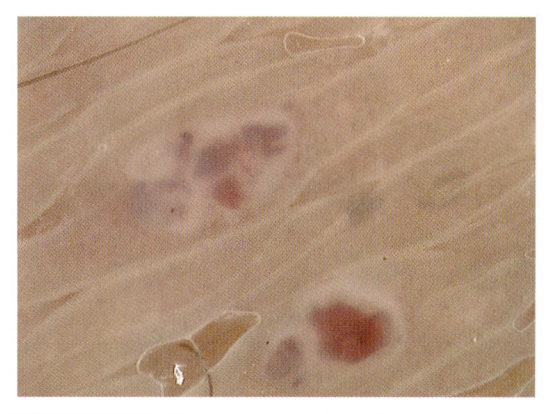

FIGURA 7.1.18 Dermatoscopia de angioceratomas: presença de lacunas escuras e de um véu esbranquiçado.

Diagnóstico diferencial: Inclui o sarcoma de Kaposi (KS), o angioceratoma de Mibelli, os nevos melanocíticos, melanoma e verrugas anogenitais. Se a ocorrência for em adolescentes, ou em áreas extragenitais, é preciso descartar a doença de Fabry.

Terapia: Geralmente não é necessário tratamento. Os sangramentos e as lesões antiestéticas podem ser tratados com *laser*, coagulação elétrica ou crioterapia com nitrogênio líquido.

Bibliografia

Baruah J, Roy KK, Rahman SM, Kumar S, Pushparaj M, Mirdha AR. Angiokeratoma of vulva with coexisting human papilloma virus infection: A case report. *Arch Gynecol Obstet* 2008;278:165–7.

Buljan M. Multiple angiokeratomas of the vulva: Case report and literature review. *Acta Dermatovenerol Croat* 2010;18:271–5.

Micali G, Lacarrubba F. Augmented diagnostic capability using videodermatoscopy on selected infectious and non-infectious penile growths. *Int J Dermatol* 2011;50:1501–5.

Ozdemir M, Baysal I, Engin B, Ozdemir S. Treatment of angiokeratoma of Fordyce with long-pulse neodymium–yttrium aluminum garnet laser. *Dermatol Surg* 2009;35:92–7.

Pande SY, Kharkar VD, Mahajan S. Unilateral angiokeratoma of Fordyce. *Indian J Dermatol Venereol Leprol* 2004;70:377–9.

Smith BL, Chu P, Weinberg JM. Angiokeratomas of the vulva: Possible association with radiotherapy. *Skinmed* 2004;3:171–2.

Yigiter M, Arda IS, Tosun E, Celik M, Hiçsönmez A. Angiokeratoma of clitoris: A rare lesion in an adolescent girl. *Urology* 2007;71:604–6.

7.1.7 Ceratose Seborreica

Aspecto clínico: A ceratose seborreica pode ocorrer na vulva na forma de pápulas arredondadas, únicas ou múltiplas, nitidamente circunscritas, verrucosas, elevadas, de coloração amarela ou marrom e diâmetro de 2 a 10 mm (Figura 7.1.19). A superfície pode estar coberta por uma camada gordurosa de aspecto friável. Em geral, é assintomática, mas podem ocorrer inflamação e sangramento em decorrência de traumatismos mecânicos ocasionais.

Definição: É uma proliferação epitelial benigna, pigmentada, geralmente adquirida, de superfície verrucosa, que pode aparecer em qualquer parte do corpo, exceto nas áreas palmares e plantares. Verrugas seborreicas e ceratose verrucosa senil são sinônimos para essa condição.

Etiologia: É desconhecida, mas o avanço da idade, a história familiar e a exposição ao sol parecem estar implicados.

Epidemiologia: É um dos tumores cutâneos mais frequentes, mas incomum na vulva. É observado principalmente em caucasianos, sem preferência por gênero, e sua prevalência aumenta com o avanço da idade.

Evolução clínica: Podem aumentar e recidivar após remoção, mas não apresentam qualquer potencial de malignidade.

Diagnóstico: É clínico. Na dermatoscopia, podem ser observados cistos similares à milia e pseudocomedões, sobre um fundo opaco de coloração marrom-clara, marrom-escura ou preta (Figura 7.1.20). A histopatologia pode ser necessária para descartar outros tumores com hiperpigmentação.

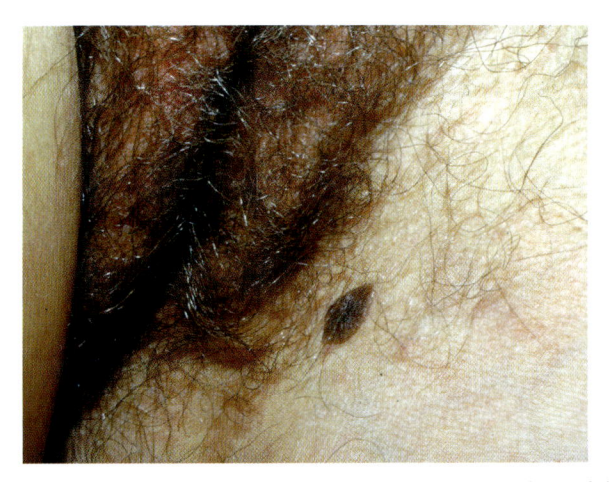

FIGURA 7.1.19 Pápula achatada, verrucosa, de coloração marrom, bem demarcada, na dobra inguinal esquerda: ceratose seborreica.

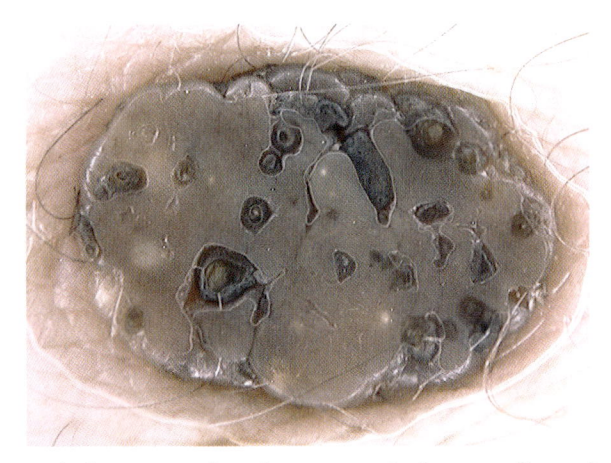

FIGURA 7.1.20 Dermatoscopia da ceratose seborreica: presença de cistos semelhantes à milia e de orifícios semelhantes a comedões.

Diagnóstico diferencial: Papulose bowenoide, carcinoma de células basais pigmentadas, nevo dérmico melanocítico, melanoma modular e xantoma verrucoso.

Terapia: As lesões assintomáticas não precisam de tratamento. A remoção, se solicitada, pode ser feita por curetagem, raspagem, crioterapia, cauterização elétrica ou terapia a *laser*.

Bibliografia

De Giorgi V, Massi D, Salvini C. Pigmented seborrheic keratoses of the vulva clinically mimicking a malignant melanoma: A clinical, dermoscopic–pathologic case study. *Clin Exp Dermatol* 2005;30:17–9.

Keskin EA, Gorpelioglu C, Sarifakioglu E, Kafali H. Seborrheic keratoses: A distinctive diagnoses of pigmented vulvar lesions: A case report. *Cases J* 2010;3:56.

Reutter JC, Geisinger KR, Laudadio J. Vulvar seborrheic keratosis: Is there a relationship to human papillomavirus? *J Low Genit Tract Dis* 2014;18:190–4.

Shier RM, Rasty G. Vulvar seborrheic keratosis. *J Obstet Gynaecol Can* 2007;29:967–8.

Venkatesan A. Pigmented lesions of the vulva. *Dermatol Clin* 2010;28:795–805.

7.1.8 Papulose Bowenoide

Aspecto clínico: Pode ocorrer em qualquer local na região anogenital, mas, em mulheres, a localização mais frequente é nos lábios vaginais. Apresenta-se clinicamente como pápulas múltiplas ou como placas verrucosas, achatadas e assintomáticas, que se apresentam isoladas ou agrupadas, hiperpigmentadas na cor da pele ou violáceas, com tamanho variando de uns poucos milímetros até vários centímetros (Figuras 7.1.21 e 7.1.22).

Definição: É uma condição pré-cancerosa, sexualmente transmissível, que acomete a pele da região genital.

Etiologia: É uma displasia intraepitelial (um carcinoma de baixo grau, *in situ*) induzida pelo HPV. Está associada ao HPV 16, mas outros tipos, como o HPV 18 e o HPV 33, podem ser encontrados.

Epidemiologia: É rara e afeta principalmente adultos jovens, sexualmente ativos, com discreta predominância no sexo feminino. É mais comum em fumantes e em indivíduos com HIV positivo.

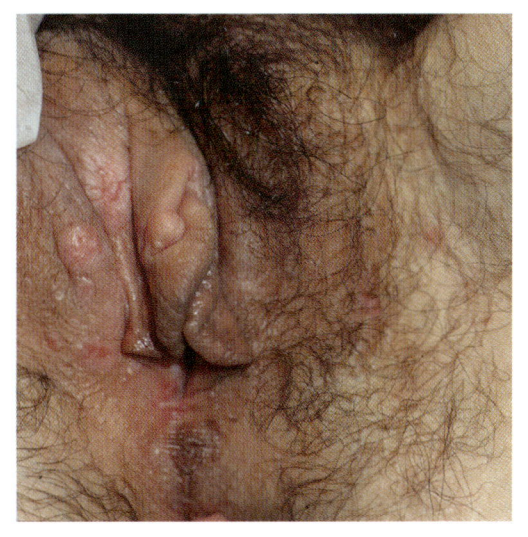

FIGURA 7.1.21 Múltiplas pápulas da cor da pele: papulose bowenoide.

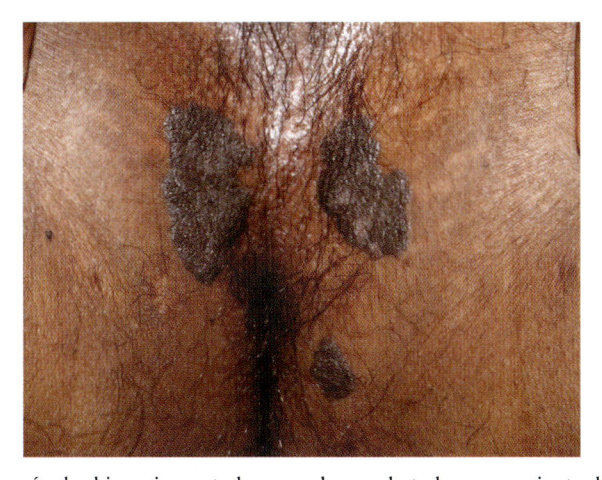

FIGURA 7.1.22 Múltiplas pápulas hiperpigmentadas, grandes e achatadas, em paciente de pele escura: papulose bowenoide.

Evolução clínica: Embora esta condição seja considerada um carcinoma *in situ* de baixo grau, o prognóstico é bom para a maioria dos pacientes. Às vezes, as lesões regridem espontaneamente. A evolução para um carcinoma invasivo de células escamosas ocorre, na maioria das vezes, em pacientes imunossuprimidos.

Diagnóstico: O diagnóstico baseia-se nos achados clínicos e histológicos.

Diagnóstico diferencial: Verrugas anogenitais, ceratose seborreica, doença de Bowen, carcinoma de células basais pigmentadas e nevo dérmico melanocítico.

Terapia: As opções de tratamento compreendem os agentes tópicos, como 5-fluorouracil, imiquimod, podofilina e cidofovir, e modalidades cirúrgicas, como excisão eletrocauterização, *laser* de CO_2, criocirurgia e terapia fitodinâmica. O uso de interferon e retinoides tópicos ou sistêmicos também foram tentados, com algum sucesso.

Bibliografia

Campione E, Centonze C, Diluvio L, Orlandi A, Cipriani C, Di Stefani A, Piccione E, Chimenti S, Bianchi L. Bowenoid papulosis and invasive Bowen's disease: A multidisciplinary approach. *Acta Derm Venereol* 2013;93:228–9.

Shastry V, Betkerur J, Kushalappa. Bowenoid papulosis of the genitalia successfully treated with topical tazarotene. A report of two cases. *Indian J Dermatol* 2009;54:283–6.

Shim WH, Park HJ, Kim HS, Kim SH, Jung DS, Ko HC, Kim BS, Kim MB, Kwon KS. Bowenoid papulosis of the vulva and subsequent periungual Bowen's disease induced by the same mucosal HPVs. *Ann Dermatol* 2011;23:493–6.

7.2 Pápulas e Nódulos
7.2.1 Granuloma Piogênico

Aspecto clínico: Clinicamente, apresentam-se como pápulas ou nódulos, sésseis ou pedunculados, de crescimentos rápido e contínuo. Podem ser únicos ou múltiplos, com diâmetro variando entre poucos milímetros até 2 cm. São arredondados, elevados, com superfície lisas ou lobulada e de coloração vermelho-clara ou púrpura (Figuras 7.2.1 e 7.2.2). Geralmente são indolores, mas podem causar dor de intensidade leve. Às vezes, essa lesão polipoide friável pode apresentar ulcerações superficiais ou sangrar em razão de traumatismos menores.

Definição: É uma proliferação vascular, comum e benigna, que ocorre na pele e mucosas.

Etiologia: Não está definida, mas acredita-se que represente uma resposta reativa de hiperproliferação vascular relacionada com traumatismos menores ou com irritantes locais crônicos, que causam uma produção excessiva de fatores de crescimento angiogênico ou de citocinas, e isto desencadeia uma proliferação endotelial e neoangiogênese. Algumas condições têm sido relatadas em associação ao granuloma piogênico, como: "coloração de vinho do porto", picadas de insetos, infecções virais localizadas, psoríase, eczema, queimaduras, eritroderma e alterações cutâneas decorrentes da terapia com retinoides.

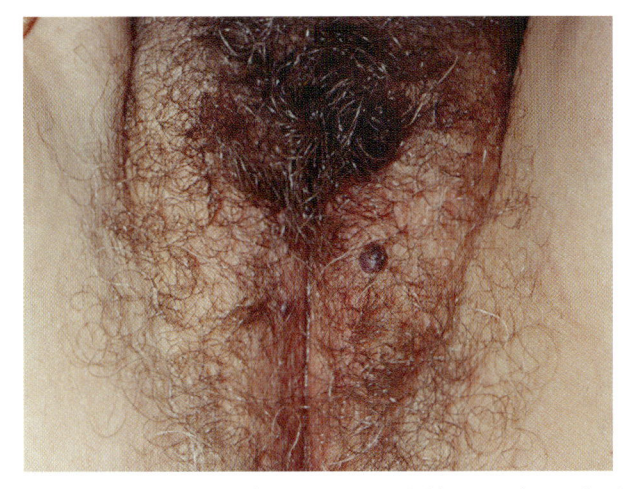

FIGURA 7.2.1 Pápula única, purpúrea, saliente e de crescimento rápido: granuloma piogênico.

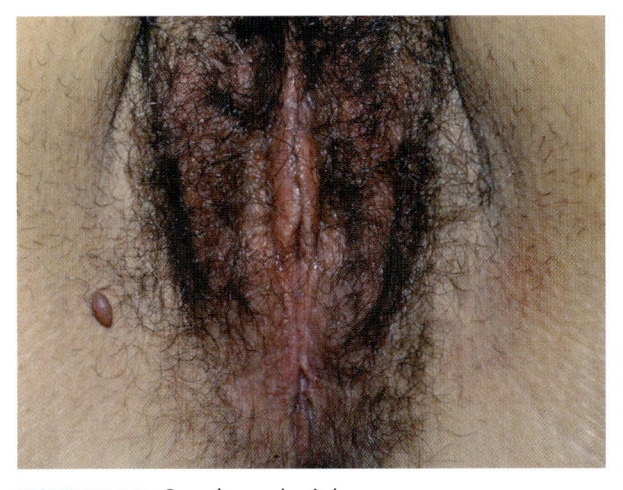

FIGURA 7.2.2 Granuloma piogênico.

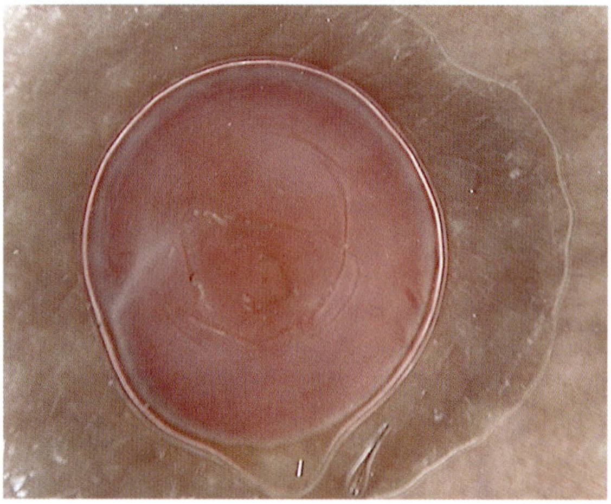

FIGURA 7.2.3 Dermatoscopia do granuloma piogênico: presença de uma área avermelhada homogênea, rodeada por um colarete branco.

Epidemiologia: Sua incidência decresce com a idade, e a maior frequência é registrada nas duas primeiras décadas de vida, com uma discreta predileção pelo sexo feminino.

Evolução clínica: Todos os granulomas piogênicos de vulva relatados na literatura são múltiplos, eruptivos, de crescimento rápido em poucas semanas. As lesões não tratadas podem regredir espontaneamente, mas poucos regridem completamente, deixando uma atrofia residual após 6 meses. As taxas de recorrência após tratamento são bastante altas (40 a 50%).

Diagnóstico: É clínico. Uma videodermatoscopia apresentando áreas vermelhas homogêneas, interceptadas por linhas brancas, pode ser útil (Figura 7.2.3). Poucas vezes é necessária uma biópsia para excluir outras condições.

Diagnóstico diferencial: Este crescimento pode-se assemelhar muito a um melanoma nodular, mas, a história recente, o crescimento pedunculado e o colar epitelial são típicos.

Terapia: As opções de tratamento compreendem curetagem e cauterização, crioterapia, excisão por raspagem, excisão com fechamento primário e terapia a *laser*.

Bibliografia

Arikan DC, Kiran G, Sayar H, Kostu B, Coskun A, Kiran H. Vulvar pyogenic granuloma in a postmenopausal woman: Case report and review of the literature. *Case Rep Med* 2011;2011:201901.

Kaur T, Gupta S, Kumar B. Multiple pyogenic granuloma involving female genitalia: A rare entity? *Pediatr Dermatol* 2004;21:614–5.

Lee N, Isenstein A, Zedek D, Morrell DSA. A case of childhood subcutaneous pyogenic granuloma (lobular capillary hemangioma). *Clin Pediatr* 2012;51:88–90.

7.2.2 Nevo Dérmico Melanocítico

Aspecto clínico: Os nevos dérmicos melanocíticos adquiridos apresentam-se como pápulas geralmente pequenas (< 10 mm), circunscritas, elevadas, em forma de cúpula ou achatadas, verrucosas ou polipoides, com superfície lisa ou áspera, com pigmentação variada, que podem-se tornar menos pigmentadas e menos elevadas, porque os agrupamentos celulares do nevo tendem a se localizar mais profundamente na derme (Figuras 7.2.4 e 7.2.5). Os nevos congênitos podem ser maiores (ou, mais raramente, gigantes) ou apresentar formas variáveis, com margens irregulares bem definidas (Figuras 7.2.6 e 7.2.7).

Definição: É uma neoplasia benigna ou um hamartoma, que se caracteriza pelo acúmulo, congênito ou adquirido, de melanócitos bem diferenciados, na derme superficial.

Etiologia: Ainda é desconhecida. Foi inequivocamente comprovado que a radiação ultravioleta é um agente incitante do desenvolvimento de nevos adquiridos comuns nas áreas expostas ao sol. Entretanto, é reconhecido o desenvolvimento de nevos em áreas protegidas do sol, e os fatores genéticos têm sido considerados importantes.

Epidemiologia: Os nevos melanocíticos adquiridos são tão frequentes que certas autoridades acreditam que eles não podem ser considerados como defeito ou anormalidade. A maioria das pessoas de pele clara tem, pelo menos, alguns. Os nevos dérmicos são observados principalmente na terceira ou quarta década de vida. Em geral, as mulheres na pré-menopausa, com idade entre 14 e 40 anos, podem apresentar esse tipo de lesão na região vulvar. Os nevos congênitos geralmente são evidentes ao nascimento.

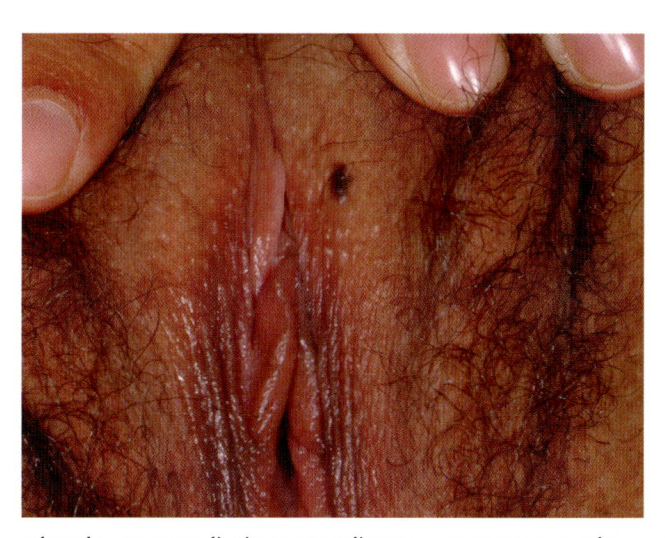

FIGURA 7.2.4 Pápulas achatadas, marrons, ligeiramente salientes, com margens regulares: nevo dérmico melanocítico adquirido.

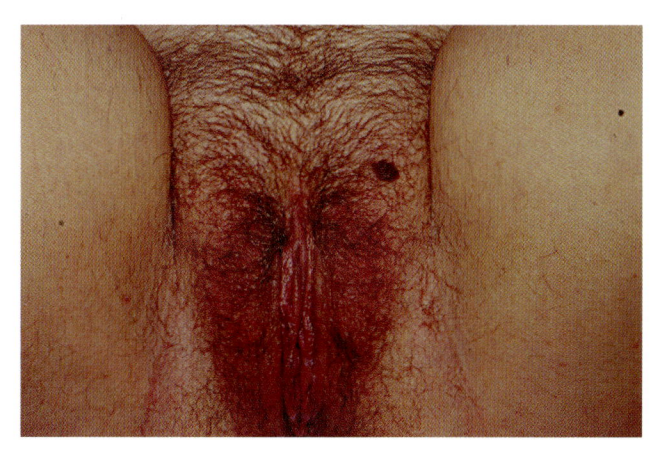

FIGURA 7.2.5 Nevo dérmico melanocítico adquirido.

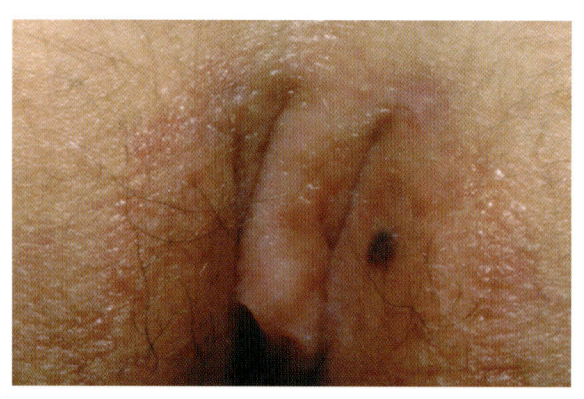

FIGURA 7.2.6 Pápula achatada, marrom, ligeiramente saliente, presente ao nascimento: nevo dérmico melanocítico congênito.

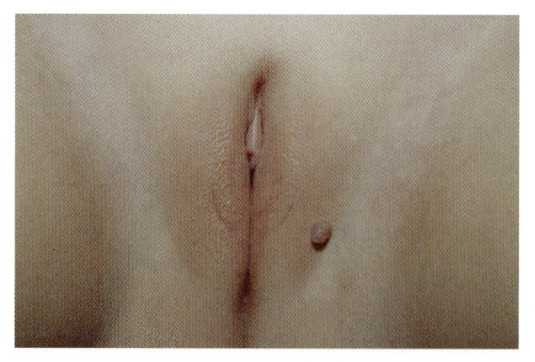

FIGURA 7.2.7 Nevo dérmico melanocítico imitando um acrocórdio. (Ver Seção 9.1.3.)

Evolução clínica: A evolução é benigna. As transformações malignas dos nevos dérmicos são extremamente raras. Os nevos congênitos gigantes (> 20 cm) podem representar risco de desenvolvimento de melanomas malignos.

Diagnóstico: É feito com base na história e na apresentação clínica. A dermatoscopia pode ser útil para diferenciar os nevos de outras lesões cutâneas pigmentadas (Figura 7.2.8). Nos casos de incerteza, o exame histológico pode confirmar o diagnóstico.

Diagnóstico diferencial: Carcinoma de células basais, ceratose seborreica, neurofibroma, tricoepitelioma, hiperplasia sebácea, dermatofibroma, acrocórdio, verruga, melanoma nodular, acantoma de células claras e tumor apendicular.

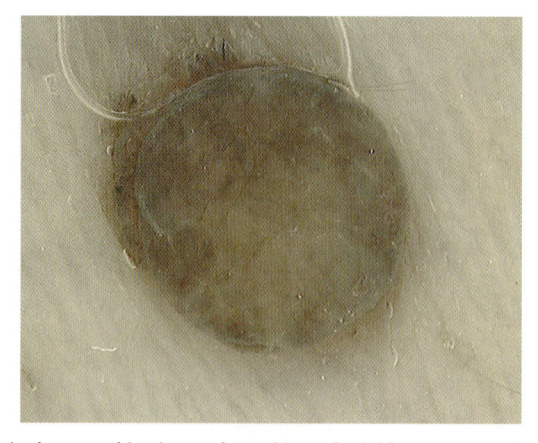

FIGURA 7.2.8 Dermatoscopia do nevo dérmico melanocítico adquirido: presença de glóbulos marrons arranjados em um padrão de seixos.

Terapia: Na maior parte dos casos, é desnecessário um tratamento. A suspeita de que o nevo possa ser um melanoma, uma mudança de tamanho ou de forma ou uma pigmentação atípica da verruga, uma irritação crônica, ou preocupações estéticas podem levar à indicação de excisão cirúrgica imediata.

Bibliografia

El Shabrawi-Caelen L, Soyer HP, Schaeppi H, Cerroni L, Schirren CG, Rudolph C, Kerl H. Genital lentigines and melanocytic nevi with superimposed lichen sclerosus: A diagnostic challenge. *J Am Acad Dermatol* 2004;50:690–4.

Hengge UR, Meurer M. Pigmented lesions of the genital mucosa. *Hautarzt* 2005;56:540–9.

Ribé A. Melanocytic lesions of the genital area with attention given to atypical genital nevi. *J Cutan Pathol* 2008;35:24–7.

Schärer L. Melanocytic nevi at special anatomical sites. *Pathologie* 2007;28:430–6.

7.2.3 Endometriose

Aspecto clínico: Na vulva, a endometriose se apresenta como pápulas císticas ou nódulos de coloração similar a de endometriose, vermelho-escura, marrom ou azul-escura, geralmente localizada no fórnice posterior, frequentemente apresentando variações cíclicas de tamanho, de acordo com o ciclo menstrual (Figura 7.2.9). Também podem ocorrer lesões cervicais (Figura 7.2.10). Frequentemente é dolorosa, causando sofrimento significativo. Outros sintomas relatados incluem dismenorreia, sangramento intenso ou irregular, dor pélvica ou inguinal, dispareunia, disúria e aumento da frequência urinária, disquezia (dor à defecação), diarreia e constipação, inchaço, náuseas e vômitos. Uma considerável porcentagem dos casos é assintomática.

Definição: Consiste na presença de mucosa endometrial normal (glândulas e estroma), anormalmente implantada em locais fora da cavidade uterina.

Etiologia: A causa exata é desconhecida. As teorias sugeridas para explicar a etiologia incluem a conversão metaplásica do epitélio celomático e o transporte de células endometriais através de menstruação retrógrada, mas, nenhuma foi completamente confirmada. Esta neoplasia benigna, incomum, também pode ocorrer na vulva por implantação, pós-traumática ou pós-cirúrgica, de fragmentos endometriais.

Epidemiologia: Os locais mais frequentemente envolvidos são os ovários, o fundo de saco posterior e o ligamento uterossacral. Ocasionalmente podem ocorrer lesões vulvares.

Evolução clínica: As complicações possíveis são infertilidade/subfertilidade e alterações anatômicas dos órgãos envolvidos (aderência e ruptura de cistos).

Diagnóstico: A laparoscopia é considerada a modalidade primária para o diagnóstico da endometriose. A histologia pode confirmá-lo.

Diagnóstico diferencial: Apendicite, gonorreia e ouras infecções geniturinárias por clamídia, diverticulite, gravidez ectópica, cistos ovarianos e melanoma nodular.

Terapia: O tratamento compreende cirurgia e terapia medicamentosa com hormônio análogo liberador de gonadotropina e com pílulas contraceptivas.

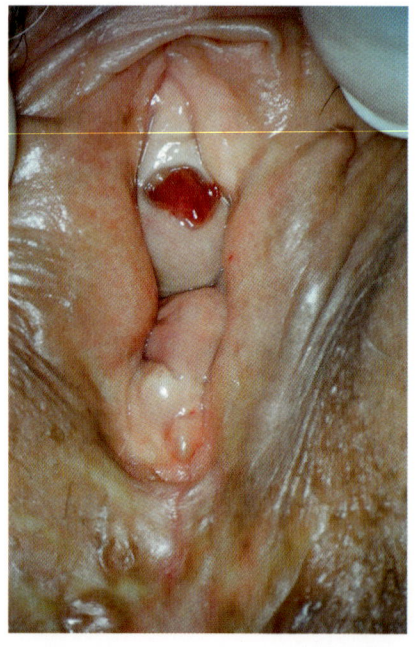

FIGURA 7.2.9 Placas nodulares enduradas: histiocitose de células de Langerhans.

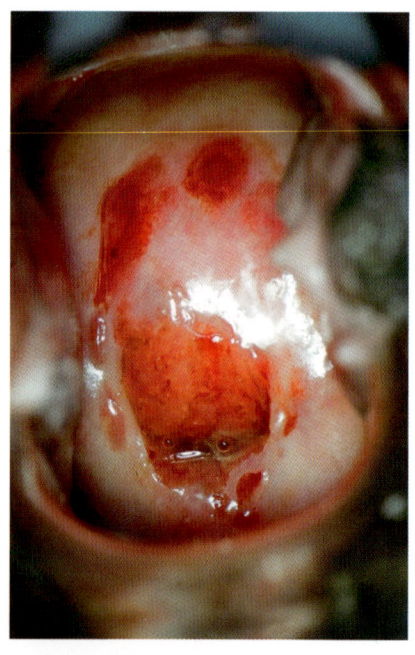

FIGURA 7.2.10 Placas nodulares ulceradas e enduradas: histiocitose de células de Langerhans.

7.6.3 Condiloma (Verrugas Anogenitais)

Aspecto clínico: Frequentemente são múltiplos e apresentam-se como pápulas verrucosas e macias, de tamanhos variáveis, salientes, pedunculadas ou sésseis, com a cor da pele rosada ou marrom, podendo-se tornar confluentes e formar placas excrescentes em forma de couve-flor (Figuras 7.6.5 a 7.6.12). Eles ocorrem frequentemente no introito, na vagina, nos lábios, no períneo e na região pubiana.

Definição: Os condilomas representam um transtorno sexualmente transmissível comum, que afeta a região genital e é causada pela infecção por HPV.

Etiologia: O envolvimento genital está associado aos tipos de HPV de mucosa que, na maioria das vezes, os tipos de baixo risco, não oncogênicos HPV6 e 11. Os tipos de HPV de alto risco de oncogênese, como o HPV 16 e o HPV 18, são menos frequentes.

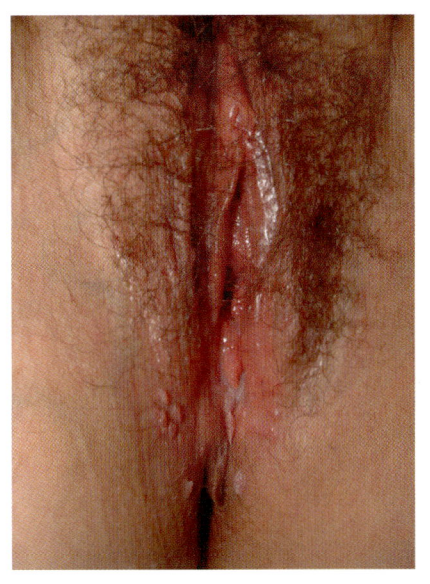

FIGURA 7.6.5 Múltiplas pápulas agrupadas, macias e da cor da pele: verrugas anogenitais.

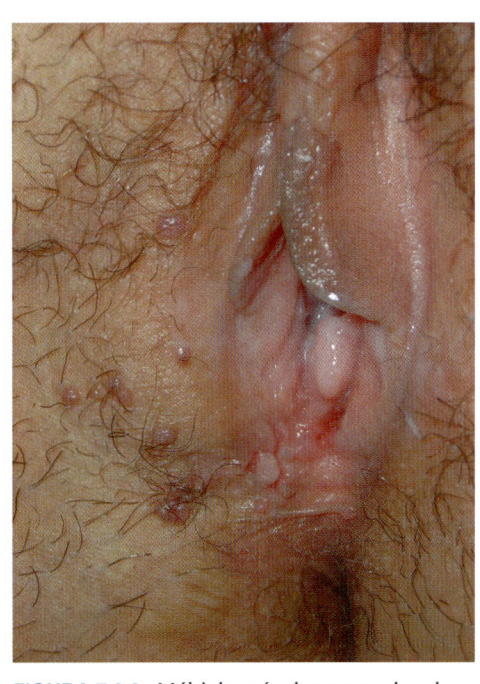

FIGURA 7.6.6 Múltiplas pápulas agrupadas, de coloração marrom: verrugas anogenitais.

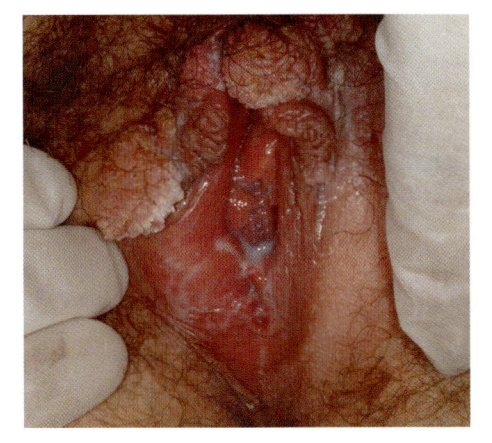

FIGURA 7.6.7 Placas em forma de couve-flor: verrugas anogenitais.

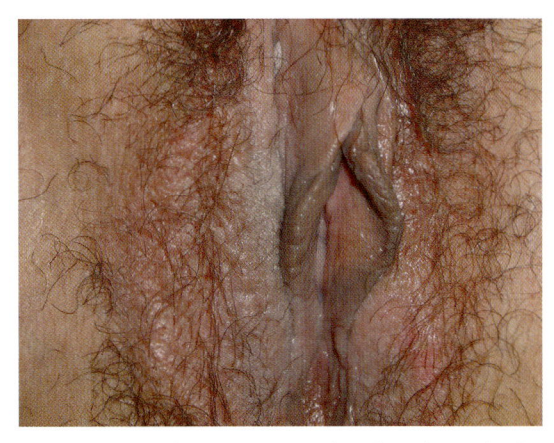

FIGURA 7.6.8 Placa verrucosa achatada, esbranquiçada: verrugas anogenitais.

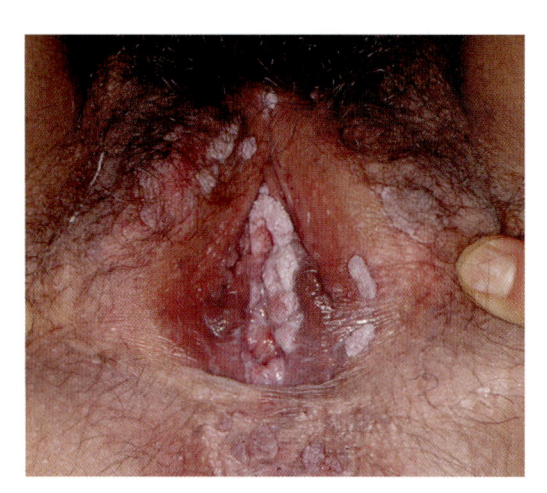

FIGURA 7.6.9 Verrugas anogenitais: lesões múltiplas.

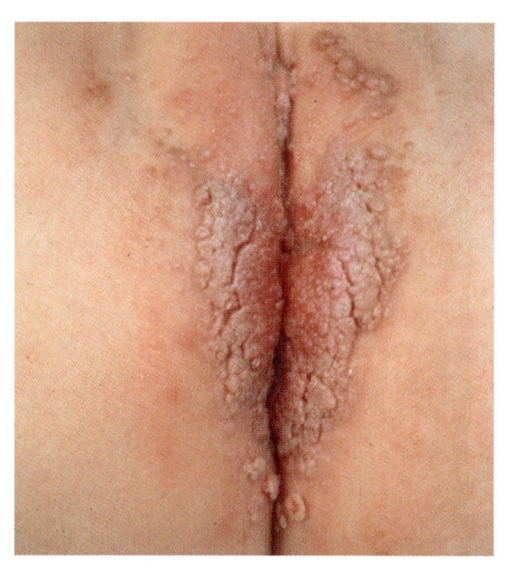

FIGURA 7.6.10 Pápulas e placas verrucosas: verrugas anogenitais.

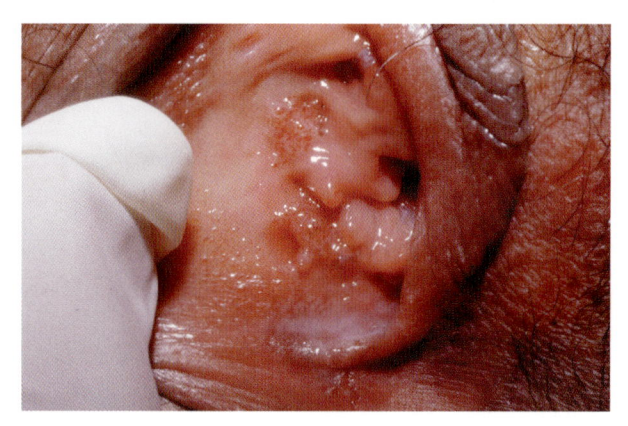

FIGURA 7.6.11 Verrugas anogenitais: lesões mucosas.

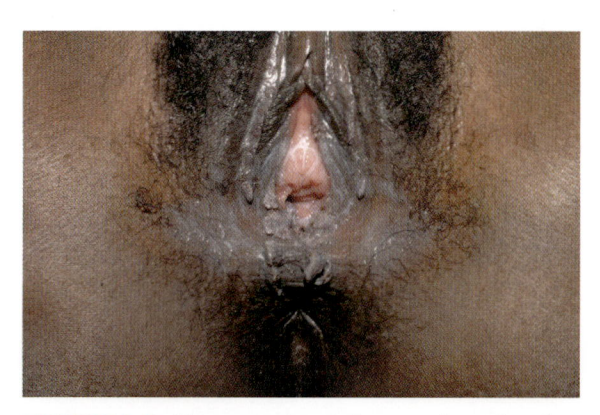

FIGURA 7.6.12 Verrugas anogenitais em paciente de pele escura.

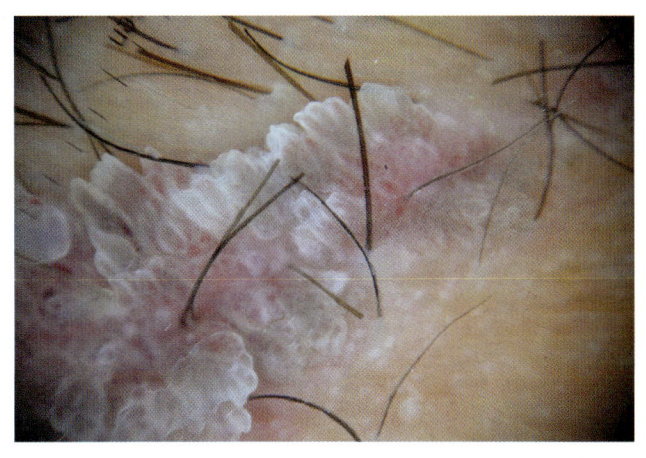

FIGURA 7.6.13 Dermatoscopia de verrugas anogenitais: presença de projeções papilomatosas irregulares, com vasos alongados.

Epidemiologia: As verrugas anogenitais são encontradas mundialmente, com frequência similar nos dois sexos, apresentando uma prevalência anual variável que, nas mulheres, pode chegar a 120/100.000. Sua incidência máxima é antes dos 24 anos.

Evolução clínica: Pode ocorrer cura espontânea, mas o aumento progressivo surge com frequência nos casos não tratados. As infecções cervicais podem ocorrer associadas. As lesões vulvares podem favorecer o desenvolvimento de infecções cervicais associadas. Quando o HPV de alto risco é o agente etiológico, existe uma probabilidade maior de desenvolvimento de um carcinoma de vulva de células escamosas.

Diagnóstico: A avaliação clínica cuidadosa e a história médica prévia podem definir o diagnóstico. A identificação de um padrão dermatoscópico de mosaico, formado por uma rede esbranquiçada circunscrevendo uma área central de vasos glomerulares dilatados, pode ser útil (Figura 7.6.13), enquanto a aplicação de uma solução de ácido acético não é mais considerada confiável para identificar a infecção subclínica, mas pode ser útil para que seja solicitada uma biópsia naqueles raros casos em que é necessária uma confirmação histológica. Existem testes de DNA de HPV que podem ser realizados, em casos selecionados.

Diagnóstico diferencial: Conforme seu tamanho e características clínicas, as verrugas anogenitais podem assemelhar-se à papilomatose, grânulos de Fordyce, acrocórdios, molusco contagioso, sífilis secundária (condilomas lata), papulose bowenoide, tumor de Buscheke-Loewenstein (carcinoma verrucoso) ou carcinoma invasivo.

Terapia: O tratamento médico pode ser feito com moduladores da resposta imune (creme com imiquimod a 5%) ou com agentes citotóxicos (creme de podofilotoxina a 0,15% ou ácido tricloroacético). Os métodos de destruição física compreendem a eletrocirurgia, a criocirurgia, o tratamento com *laser* e a excisão cirúrgica.

Bibliografia

Ljubojevic S, Skerlev M. HPV-associated diseases. *Clin Dermatol* 2014;32:227–34.
Lynde C, Vender R, Bourcier M, Bhatia N. Clinical features of external genital warts. *J Cutan Med Surg* 2013;2:S55–60.
Nelson EL, Stockdale CK. Vulvar and vaginal HPV disease. *Obstet Gynecol Clin North Am* 2013;40:359–76.

7.6.4 Carcinoma Verrucoso

Aspecto clínico: Assemelha-se a uma pápula ou placa exofítica vegetante, em forma de couve-flor, localizada na região genital externa (Figuras 7.6.14 e 7.6.15). Geralmente é pruriginosa e, às vezes, dolorosa.

Definição: É uma variante, de baixo grau, do carcinoma de células escamosas, que afeta primariamente os genitais, em ambos os sexos.

Etiologia: A etiologia não está definida, mas este tumor frequentemente está associado à presença de HPV 6 e HPV 11, de baixo risco, no tecido neoplásico.

Epidemiologia: Este é um tumor raro que corresponde a menos de 1% dos cânceres vulvares. Ele é mais frequente em mulheres, que apresentam um câncer epitelial escamoso primário no trato genital, especialmente na cérvice, que tem a mesma origem embriológica que a vulva: a membrana cloacogênica.

Evolução clínica: Esta neoplasia bem diferenciada é localmente invasiva e, frequentemente, atinge as estruturas profundas adjacentes, mas, em regra, não causa metástases distantes. Por isso, seu prognóstico é relativamente bom, se for realizada uma excisão local ampla.

Diagnóstico: O diagnóstico pode ser difícil, se uma biópsia de tamanho insuficiente for realizada, levando a um erro de diagnóstico e tratamento inapropriados.

Diagnóstico diferencial: Verrugas anogenitais, carcinoma de células escamosas, líquen plano hipertrófico e líquen simples crônico.

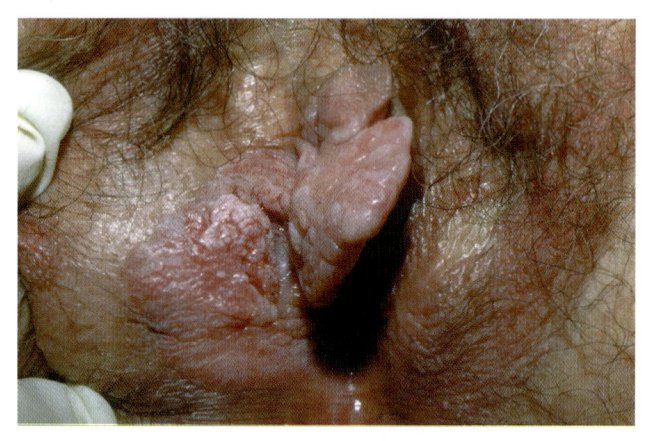

FIGURA 7.6.14 Placa vegetante: carcinoma verrucoso.

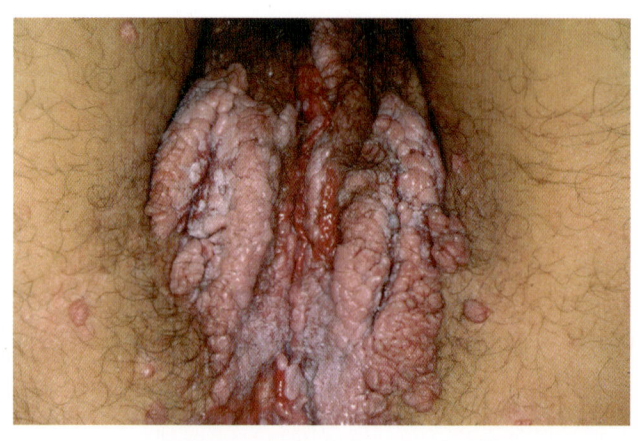

FIGURA 7.6.15 Vegetação extensa, cerebriforme em forma de couve-flor: carcinoma verrucoso.

Terapia: A cirurgia é considerada o tratamento mais eficaz, mas pode estar associada a recorrências locais, especialmente quando o tumor foi inadequadamente ressecado. A radioterapia é pouco eficaz e pode causar transformação anaplásica em um carcinoma de células escamosas.

Bibliografia

Boutas I, Sofoudis C, Kalampokas E, Anastasopoulos C, Kalampokas T, Salakos N. Verrucous carcinoma of the vulva: A case report. *Case Rep Obstet Gynecol* 2013;2013:932712.

Carter JS, Downs LS Jr. Vulvar and vaginal cancer. *Obstet Gynecol Clin North Am* 2012;39:213–31.

Isaacs JH. Verrucous carcinoma of the female genital tract. *Gynecol Oncol* 1976;4:259–69.

Lorente AI, Morillo M, de Zulueta T, Gonzalez J, Conejo-Mir J. Verrucous squamous cell carcinoma of vulva simulating multiple epidermal inclusion cysts. *Indian J Dermatol* 2013;58:318–9.

7.7 Pápulas e Placas Ulcerativas
7.7.1 Líquen Plano Erosivo

Aspecto clínico: Pápulas ou placas erosivas, apresentando borda branca, irregular, podem ser vistas no fórnice vaginal, estendendo-se até o vestíbulo anterior (Figuras 7.7.1 a 7.7.3). Os sintomas mais frequentes são dor, ardor e sensação de queimação intensa e, muitas vezes, causam disúria e dispareunia. As pacientes que apresentam envolvimento vaginal podem ter queixas de corrimento, às vezes, sanguinolento.

Definição: É um distúrbio doloroso crônico, que afeta a superfície das mucosas, principalmente da boca (líquen plano oral) e dos genitais (líquen plano vulvar ou peniano). Esta forma clínica, muitas vezes, é denominada como líquen plano ulcerativo, vaginite descamativa ou de síndrome vulvovaginal-gengival, quando há envolvimento da mucosa oral simultâneo.

Etiologia: As evidências sugerem que esta doença é resultado de uma resposta autoimune inflamatória, mediada por células T, mas o antígeno que desencadeia esta resposta dos linfócitos T não foi identificado. A degeneração dos ceratinócitos basais parece ocorrer por ação dos linfócitos T $CD8^+$. Foram relatadas associações a outras doenças autoimunes (*alopecia areata*, vitiligo e doença tireoidiana) e à infecção por hepatite C.

Epidemiologia: A prevalência do líquen plano erosivo na população em geral é desconhecida, mas é considerada a mais comum das variantes clínicas que afetam a região genital.

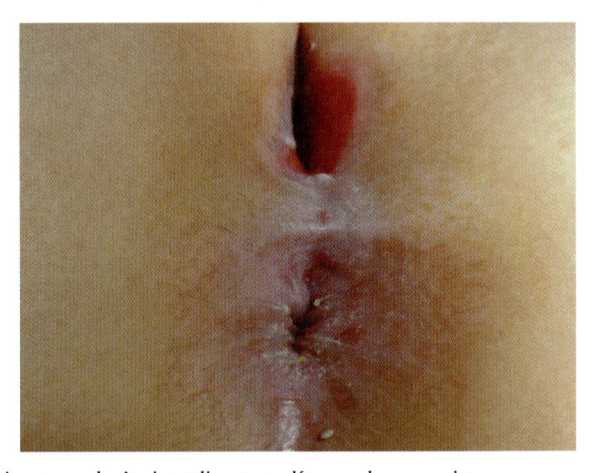

FIGURA 7.7.1 Placa erosiva com aderências adjacentes: líquen plano erosivo.

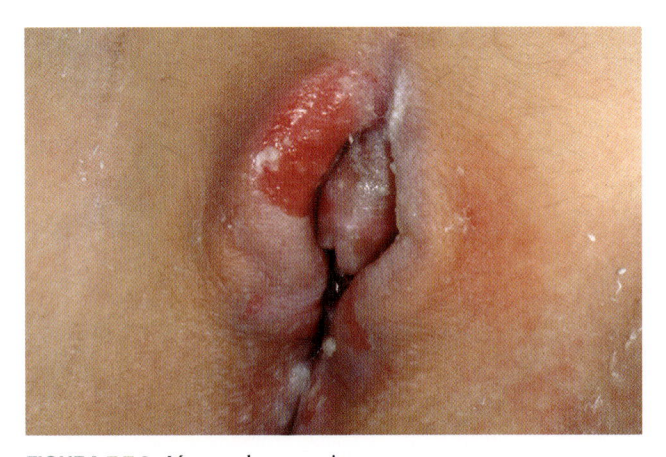

FIGURA 7.7.2 Líquen plano erosivo.

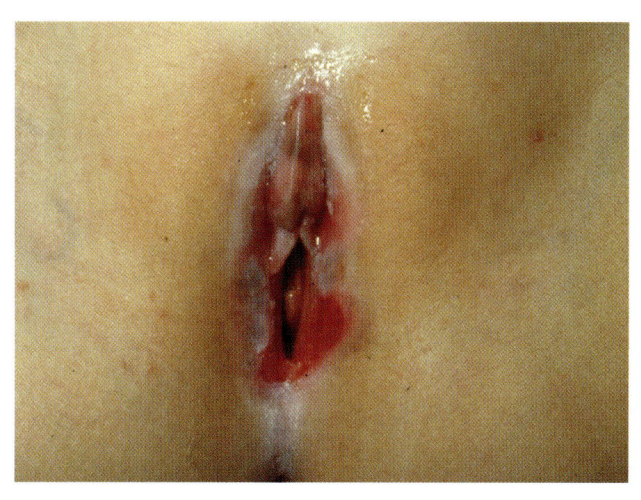

FIGURA 7.7.3 Líquen plano erosivo.

Evolução clínica: Podem ocorrer alterações da arquitetura genital, com áreas cicatriciais e de atrofia com apagamento dos pequenos lábios e com fusão e apagamento do clitóris, quando nenhum tratamento é feito. Nos casos mais graves, a destruição tecidual pode levar à formação de sinéquias e estenose vaginal, que podem causar hematocolpos, dispareunia e disfunção sexual. Nas formas agressivas de longa duração, pode ocorrer uma degeneração maligna, embora esta questão ainda seja controversa.

Diagnóstico: É sugerido pelas características clínicas e confirmado por exames histológicos.

Diagnóstico diferencial: Transtornos cutâneos bolhosos autoimunes (pênfigo vulgar e penfigoide bolhoso e cicatricial) podem ser descartados por estudos de imunofluorescência. Erupções bolhosas por drogas (erupções induzidas por drogas e eritema multiforme) também devem ser consideradas.

Terapia: O tratamento do líquen plano erosivo pode ser um desafio. Como é uma doença que apresenta uma evolução crônica com sintomas persistentes é necessário realizar um tratamento sistêmico e tópico prolongado, que pode ser intermitente ou contínuo. Há poucas opções de tratamento e não há um tratamento definitivo. O tratamento inicial preconizado é o uso de corticoide tópico de alta potência. O uso tópico de inibidores da calcineurina tem despertado algum interesse. A liberação cirúrgica das aderências e cicatrizes vulvares e vaginais pode ser realizada para o manejo das dificuldades de micção e para permitir o intercurso.

Bibliografia

Cooper SM. Influence of treatment of erosive lichen planus of the vulva and its prognosis. *Arch Dermatol* 2006;142:289–94.

Helgesen AL, Gjersvik P, Jebsen P, Kirschner R, Tanbo T. Vaginal involvement in genital erosive lichen planus. *Acta Obstet Gynecol Scand* 2010;89:966–70.

Kennedy CM, Galask RP. Erosive lichen planus: Retrospective review of characteristics and outcomes in 113 patients seen in a vulvar speciality clinic. *J Reprod Med* 2007;52:43–7.

Lewis FM, Bogliatto F. Erosive vulval lichen planus—A diagnosis not to be missed: A clinical review. *Eur J Obstet Gynecol Reprod Biol* 2013;171:214–9.

Lotery HE, Galask RP. Erosive lichen planus of the vulva and vagina. *Obstet Gynecol* 2003;101:1121–5.

Simpson RC, Thomas KS, Leighton P, Murphy R. Diagnostic criteria for erosive lichen planus affecting the vulva: An international electronic-Delphi consensus exercise. *Br J Dermatol* 2013;169:337–43.

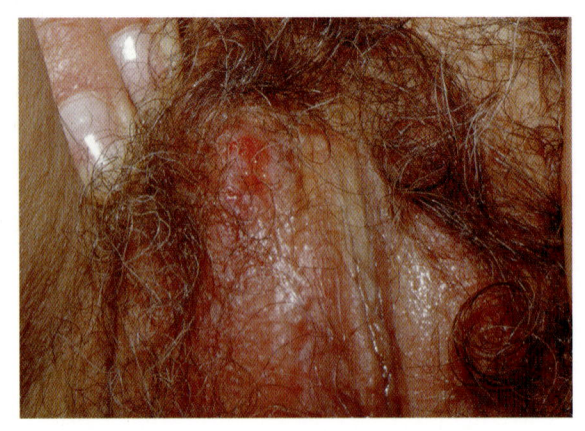

FIGURA 7.7.4 Placa única, infiltrada e superficialmente ulcerada: carcinoma de células basais.

7.7.2 Carcinoma de Células Basais (Carcinoma Basocelular)

Aspecto clínico: Pode-se apresentar como uma pápula ou placa única, da cor da pele, não escamosa, às vezes, ulcerada, que pode ser assintomática ou pruriginosa. Algumas vezes, as características clínicas são muito inespecíficas com evolução indolente, simulando um processo irritativo, intertrigo, eczema ou psoríase (Figura 7.7.4).

Definição: É o tipo mais comum de câncer de pele maligno, encontrado mais frequentemente nas áreas de pele expostas ao sol, ocorrendo muito raramente na vulva.

Etiologia: É desconhecida. Vários fatores precipitantes individuais, como pele clara, imunodeficiência, síndrome do carcinoma nevoide de células basais e xerodermia pigmentar e ambientais como exposição à luz ultravioleta ou à radiação ionizante, ingestão de arsênico, traumatismo prévio, irritação crônica e sífilis foram investigados, mas os resultados foram inconclusivos.

Epidemiologia: É raro, contribuindo com menos de 5% do total das neoplasias vulvares e com menos de 1% de todos os carcinomas de células basais, mas os relatos de envolvimento vulvar mostram uma frequência quatro vezes maior do que o envolvimento dos genitais masculinos.

Evolução clínica: Apresenta um crescimento lento e localizado. O relato de metástases é raro, ocorrendo especialmente no tipo esclerosante com invasão perineural.

Diagnóstico: Geralmente é feito pela histologia.

Diagnóstico diferencial: Nevo dérmico melanocítico, ceratose seborreica, neurofibroma, tricoepitelioma, hiperplasia sebácea, dermatofibroma, acrocórdio, verruga, melanoma nodular, acantoma de células claras e tumores apendiculares.

Terapia: A excisão local geralmente é curativa. A excisão incompleta pode resultar em recorrência local; por isso é necessário um acompanhamento rigoroso, a longo prazo.

Bibliografia

Blok JL, Reesink-Peters N, Diercks GF, Reyners AK, Terra JB. Vulvar basal cell carcinoma with destructive consequences. *Ned Tijdschr Geneeskd* 2012;156:A5391.

Elwood H, Kim J, Yemelyanova A, Ronnett BM, Taube JM. Basal cell carcinomas of the vulva: High-risk human papillomavirus DNA detection, p16 and BerEP4 expression. *Am J Surg Pathol* 2014;38:542–7.

Fleury AC, Junkins-Hopkins JM, Diaz-Montes T. Vulvar basal cell carcinoma in a 20-year-old: Case report and review of the literature. *Gynecol Oncol Case Rep* 2011;2:26–7.

Garg M, Sharma P, Gupta S, Sankhwar SN. Giant vulvar basal cell carcinoma. *BMJ Case Rep* 2013;2013:doi: 10.1136/bcr-2013-200180.

Jones ISC, Crandon A, Sanday K. Vulvar basal cell carcinoma: A retrospective study of 29 cases from Queensland. *Open J Obstet Gynecol* 2012;2:136–9.

Kara M, Colgecen E, Yildirim EN. Vulvar basal cell carcinoma. *Indian J Pathol Microbiol* 2012;55:583–4.

Mulvany NJ, Rayoo M, Allen DG. Basal cell carcinoma of the vulva: A case series. *Pathology* 2012;44:528–33.

7.7.3 Carcinoma de Células Escamosas

Aspecto clínico: Geralmente, as lesões são unifocais, com aproximadamente 1 a 2 cm de tamanho. Clinicamente, apresenta-se com pápulas ou placas verrucosas ulceradas, de coloração variada (da branca a vermelha) e friáveis com sangramento ocasional (Figuras 7.7.5 e 7.7.6).

Definição: É um tumor epitelial maligno que se origina dos ceratinócitos epidérmicos.

Etiologia: Os fatores de risco são a idade avançada, a imunossupressão e condições preexistentes, como a infecção por HPV de alto risco, líquen escleroso de longa duração ou, mais raramente, outros transtornos vulvares inflamatórios crônicos, como o líquen plano.

Epidemiologia: É uma doença rara, observada principalmente em mulheres idosas, que corresponde a 5% de todas as malignidades que ocorrem na região genital feminina.

Evolução clínica: A invasão local e a disseminação linfática para os linfonodos inguinais ocorrem com frequência.

Diagnóstico: A biópsia é essencial para descartar outras condições e identificar o subtipo histológico.

Diagnóstico diferencial: Carcinoma verrucoso, líquen plano hipertrófico ou líquen simples crônico, verrugas anogenitais e doença de Paget extramamária.

Terapia: A definição do estádio é essencial para planejar o tratamento apropriado. A excisão cirúrgica deve ser realizada sempre que possível.

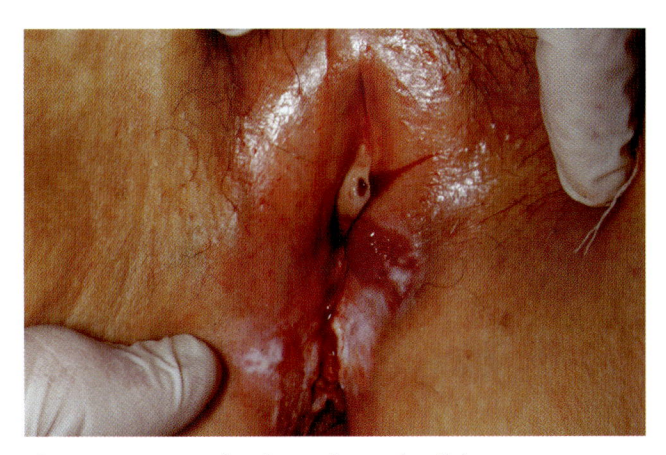

FIGURA 7.7.5 Placa erosiva com aspecto endurado: carcinoma de células escamosas.

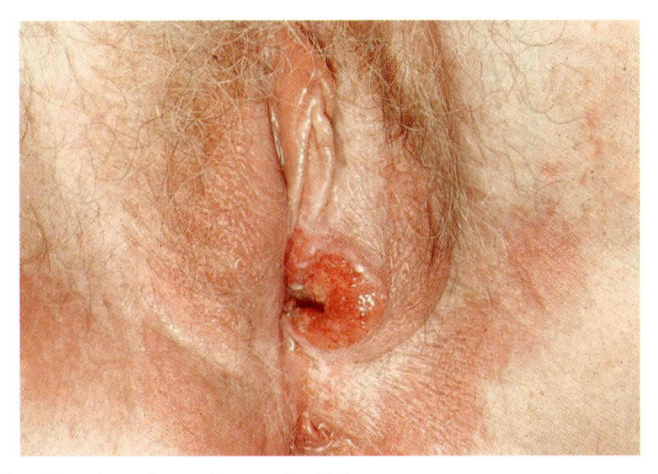

FIGURA 7.7.6 Placa elevada e ulcerada: carcinoma de células escamosas.

Bibliografia

Dittmer C, Fischer D, Diedrich K, Thill M. Diagnosis and treatment options of vulvar cancer: A review. *Arch Gynecol Obstet* 2012;285:183–93.

Nguessan KL, Mian DB, Kasse K, Boni S. Vulvar squamous cell carcinoma developing in a young black African HIV woman. *Eur J Gynaecol Oncol* 2013;34:496–9.

Reade CJ, Eiriksson LR, Mackay H. Systemic therapy in squamous cell carcinoma of the vulva: Current status and future directions. *Gynecol Oncol* 2014;132:780–9.

Sagdeo A, Gormley RH, Abuabara K, Tyring SK, Rady P, Elder DE, Kovarik CL. The diagnostic challenge of vulvar squamous cell carcinoma: Clinical manifestations and unusual human papillomavirus types. *J Am Acad Dermatol* 2014;70:586–8.

Stehman FB, Look KY. Carcinoma of the vulva. *Obstet Gynecol* 2006;107:719–33.

Tyring SK. Vulvar squamous cell carcinoma: Guidelines for early diagnosis and treatment. *Am J Obstet Gynecol* 2003;189:S17–23.

7.8 Pápulas e Placas Escleróticas/Hipocrômicas

7.8.1 Líquen Escleroso

Aspecto clínico: Apresenta-se com pápulas ou placas circunscritas, de cor branco-marfim, de superfície atrófica, lisa e lustrosa, mostrando finas pregas superficiais, conhecidas como "papel de cigarro". Em geral, inicia na região pré-clitoridiana e envolve os pequenos lábios e os sulcos interlabiais, períneo e a área perineal, formando um padrão típico de "fechadura" ou "em 8" (Figuras 7.8.1 e 7.8.4). Frequentemente, podem ser observadas sufusões hemorrágicas e telangiectasias (Figuras 7.8.5 e 7.8.6). Outras manifestações são a presença de abrasões e hiperceratose (Figuras 7.8.7 a 7.8.9). Pode ser assintomático, mas geralmente há prurido intenso. Ardência, ulcerações, dor, dispareunia, disúria e sangramentos também podem ocorrer.

Definição: É uma doença inflamatória, crônica da pele e mucosas, que afeta a região genital e, mais raramente, a área extragenital da parte superior do tronco e braços. Distrofia hiperplásica e craurose vulvar são seus sinônimos.

Etiologia: A causa é desconhecida. Provavelmente, é multifatorial, com influência genética (ocorrência familial), imunológica (associação a transtornos autoimunes), hormonal (maior prevalência em meninas pré-puberais, em mulheres após a menopausa e em mulheres que usam contraceptivos orais) e está associada a fatores locais, como traumatismos ou infecções e fatores irritativos crônicos. A resposta isomórfica, o fenômeno de Koebner, tem sido descrita com lesões de liquen esclero-

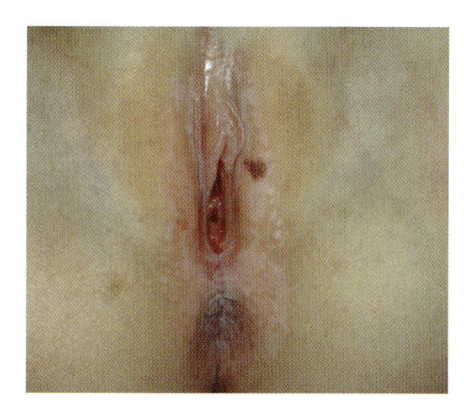

FIGURA 7.8.1 Líquen escleroso com envolvimento perineal. Também percebe-se um nevo melanocítico.

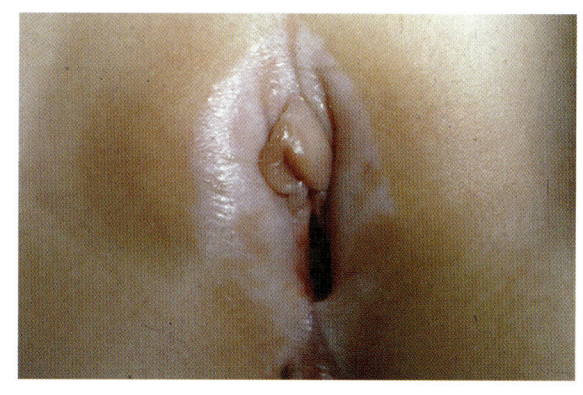

FIGURA 7.8.2 Líquen escleroso com superfície atrófica e pregueamento fino.

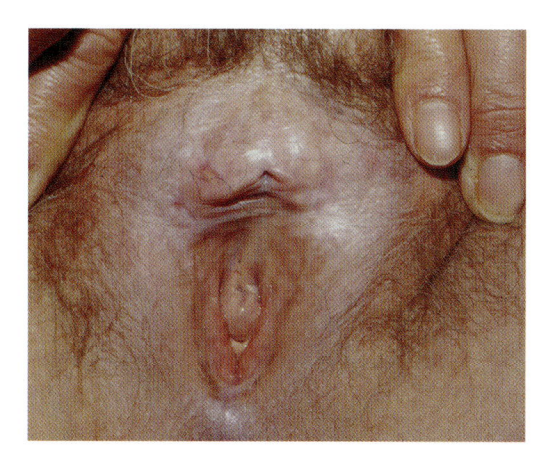

FIGURA 7.8.3 Apagamento e estenose vulvar: líquen escleroso.

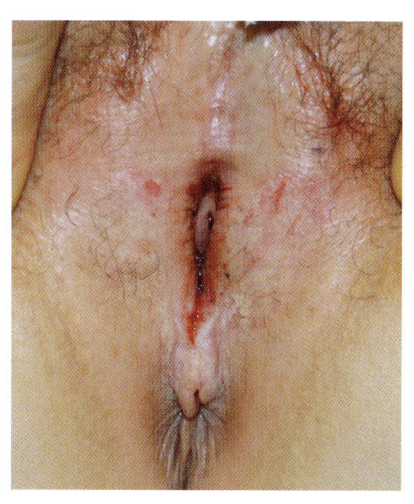

FIGURA 7.8.4 Fissuras e perda da anatomia vulvar normal: líquen escleroso.

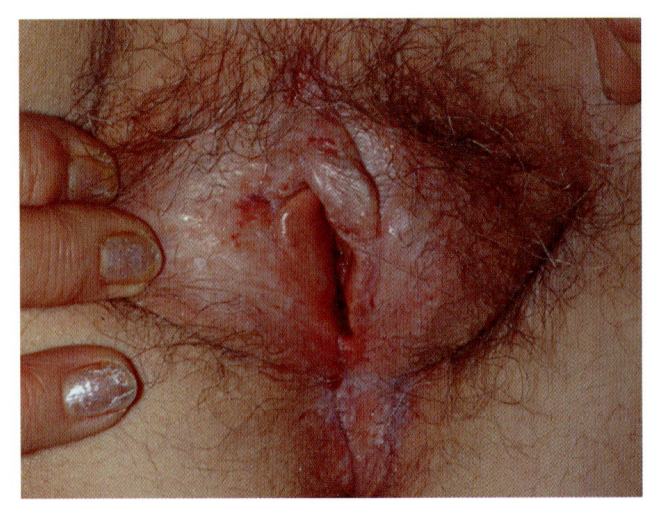

FIGURA 7.8.5 Líquen escleroso com máculas equimóticas.

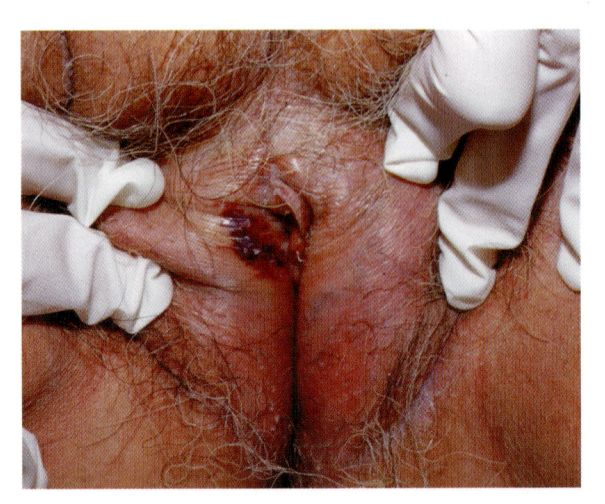

FIGURA 7.8.6 Líquen escleroso com sufusões hemorrágicas.

so aparecendo em cicatrizes antigas, em cicatrizes de queimaduras, em áreas queimadas pelo sol e nas áreas submetidas a traumatismos repetidos.

Epidemiologia: A prevalência na população em geral é desconhecida. É mais comum em mulheres de meia-idade, e a proporção de casos masculino:feminino é de 1:6, mas pode ocorrer em crianças desde a primeira infância, representando até 15% dos casos. As apresentações genitais ultrapassam os relatos extragenitais em mais do que 5:1.

Evolução clínica: Com o tempo, a esclerose intensa pode causar hipopigmentação pronunciada, atrofia, perda progressiva dos relevos vulvares, fusão dos lábios vaginais, "sepultamento" do clitóris, estenose e fissuras no introito vaginal e perda da anatomia vulvar normal (craurose). Essa doença incapacitante frequentemente é causa de desconforto psicológico, em razão da disfunção sexual, o que prejudica significativamente a qualidade de vida. O risco de degeneração maligna é significativo (3 a 6% dos casos) e deve ser suspeitado, e em casos de hiperceratose ou de lesões erosivas persistentes, e uma biópsia de pele é necessária. Existem relatos de resolução espontânea das lesões em meninas pré-púberes, embora algumas dessas pacientes possam apresentar vários tipos de vulvodinia na idade adulta.

Diagnóstico: Em geral, as características clínicas são características, e o diagnóstico é clínico. A histopatologia pode ser feita nos casos inespecíficos e para descartar malignidade.

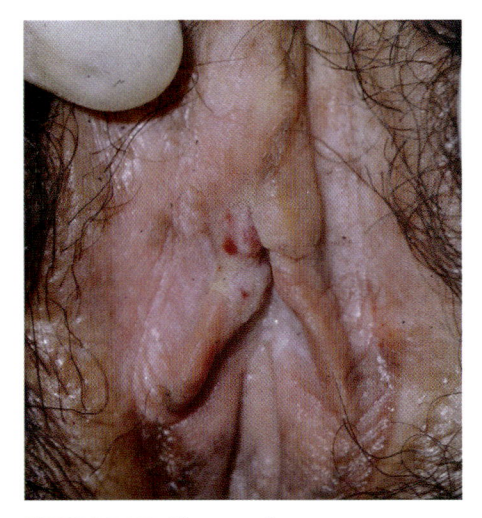

FIGURA 7.8.7 Líquen escleroso com hiperceratose proeminente.

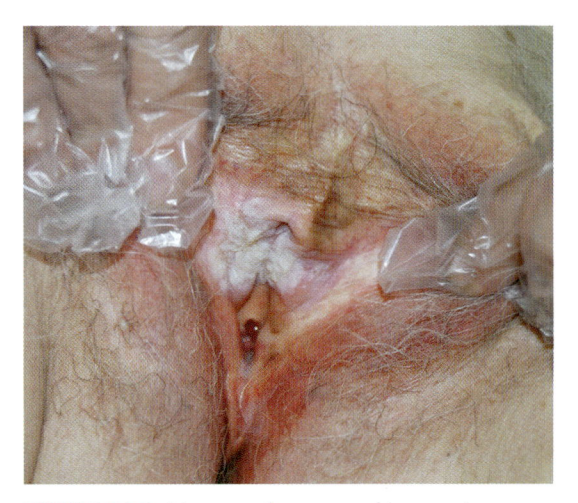

FIGURA 7.8.8 Líquen escleroso com hiperceratose proeminente.

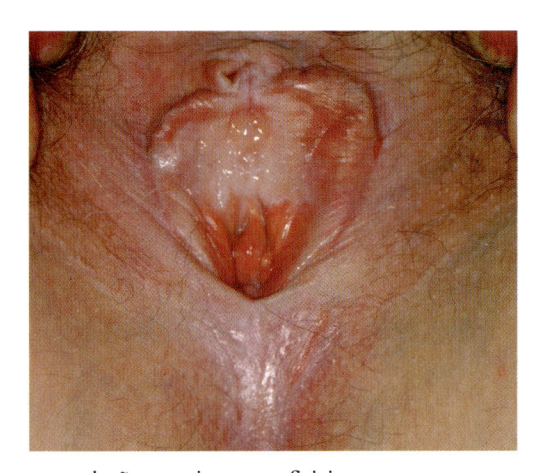

FIGURA 7.8.9 Líquen escleroso com lesões erosivas superficiais.

Diagnóstico diferencial: Líquen plano, líquen simples, vitiligo, atrofia pós-menopáusica, penfigoide cicatricial, doença de Paget extramamária e abuso sexual.

Terapia: Este transtorno pode responder ao tratamento com corticosteroides tópicos potentes, mas o paciente deve ser avisado de que o aspecto clínico nem sempre é revertido, mesmo que os sintomas sejam aliviados. O uso tópico de inibidores da calcineurina demonstrou utilidade em alguns pacientes, embora não atuem tão rápida ou efetivamente quanto os corticosteroides tópicos potentes. Por isso, só têm papel no tratamento de manutenção. É recomendada a supervisão, para pronta detecção e tratamento de qualquer superinfecção bacteriana, micótica ou viral que possa resultar das terapias tópicas prolongadas. Nesse transtorno benigno, devem ser evitadas as cirurgias ginecológicas mutilantes, a menos que esteja presente uma malignidade associada.

Bibliografia

Brodrick B, Belkin ZR, Goldstein AT. Influence of treatments on prognosis for vulvar lichen sclerosus: Facts and controversies. *Clin Dermatol* 2013;31:780–6.

Cooper SM, Ali I, Baldo M, Wojnarowska F. The association of lichen sclerosus and erosive lichen planus of the vulva with autoimmune disease: A case–control study. *Arch Dermatol* 2008;144:1432–5.

Doulaveri G, Armira K, Kouris A, Karypidis D, Potouridou I. Genital vulvar lichen sclerosus in monozygotic twin women: A case report and review of the literature. *Case Rep Dermatol* 2013;5:321–5.

Günthert AR, Faber M, Knappe G, Hellriegel S, Emons G. Early onset vulvar lichen sclerosus in premenopausal women and oral contraceptives. *Eur J Obstet Gynecol Reprod Biol* 2008;137:56–60.

Isaac R, Lyn M, Triggs N. Lichen sclerosus in the differential diagnosis of suspected child abuse cases. *Pediatr Emerg Care* 2007;23:482–5.

Virgili A, Borghi A, Toni G, Minghetti S, Corazza M. Prospective clinical and epidemiologic study of vulvar lichen sclerosus: Analysis of prevalence and severity of clinical features, together with historical and demographic associations. *Dermatology* 2014;228:145–51.

8

Placas

Giuseppe Micali ▪ Maria Letizia Musumeci ▪ Maria Rita Nasca

8.1 Placas Vermelhas

8.1.1 Vulvite de Células Plasmáticas de Zoon

Aspecto clínico: Apresenta-se com placas únicas ou múltiplas, fixas e não infiltradas, com formato irregular e margens bem demarcadas e superfície lisa e lustrosa. A coloração é vermelho-escura (Figura 8.1.1) e, às vezes, apresenta minúsculas manchas de tonalidade marrom, denominadas de "pimenta caiena". Os sítios envolvidos preferencialmente são os pequenos e grandes lábios, o clitóris, a fúrcula, o meato uretral e o introito vaginal. As lesões múltiplas frequentemente são bilaterais e simétricas e tendem a confluir progressivamente. Ocasionalmente, são relatadas equimoses, telangiectasia, manchas de cor púrpurea, e placas salientes granulomatosas, nodulares ou erosivas. Esta condição pode ser assintomática ou pode estar associada a prurido, ardência, dor e dispareunia.

Definição: É uma inflamação rara, benigna e circunscrita da mucosa vulvar, que se caracteriza por infiltração de células plasmáticas. É equivalente à balanite de células plasmáticas de Zoon no homem.

Etiologia: A causa específica dessa condição é desconhecida. Entre os fatores predisponentes sugeridos estão calor, fricção, falta de higiene, herpes simples e outras infecções crônicas.

Epidemiologia: Contrastando com a balanite de células plasmáticas, a vulvite é uma condição cutânea extremamente rara (houve apenas 31 relatos de casos em todo o mundo). Foi encontrada em mulheres com idades de 26 a 70 anos, e nunca foi observada na pré-puberdade.

Evolução clínica: É crônica e recorrente, e as lesões tendem a persistir por muitos anos. Não existe relato de progressão neoplásica.

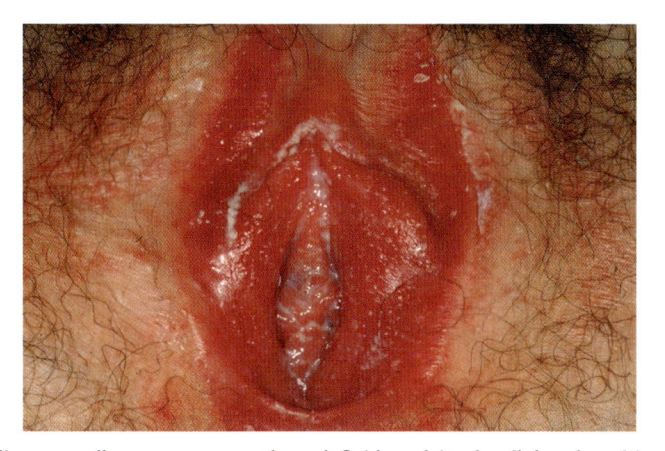

FIGURA 8.1.1 Placa lisa, vermelha e com margem bem definida: vulvite de células plasmáticas.

Diagnóstico: A confirmação do diagnóstico clínico é feita por uma biópsia.

Diagnóstico diferencial: Primariamente essa condição precisa ser diferenciada da eritroplasia. Infecções comuns, bacterianas e fúngicas (candidíase) também devem ser excluídas.

Terapia: Corticosteroides tópicos e injeções intralesionais foram usados, com graus variáveis de sucesso. Inibidores tópicos da calcineurina, retinoides e interferon demonstraram algum benefício, em poucas pacientes. Outras terapias a serem consideradas compreendem antifúngicos e antibióticos tópicos, bloqueios do nervo caudal, crioterapia e excisão simples.

Bibliografia

Çelik A, Haliloglu B, Tanriöver Y, Ilter E, Gundüz T, Ulu I, Midi A, Özekici Ü. Plasma cell vulvitis: A vulvar itching dilemma. *Indian J Dermatol Venereol Leprol* 2012;78:230.

David L, Massey K. Plasma cell vulvitis and response to topical steroids: A case report. *Int J STD AIDS* 2003;14:568–9.

Fernández-Aceñero MJ, Córdova S. Zoon's vulvitis (vulvitis circumscripta plasmacellularis). *Arch Gynecol Obstet* 2010;282:351–2.

Hindle E, Yell J, Andrew S, Tasker M. Plasma cell vulvovaginitis—A further case. *J Obstet Gynaecol* 2006;26:382–3.

Virgili A, Mantovani L, Lauriola MM, Marzola A, Corazza M. Tacrolimus 0.1% ointment: Is it really effective in plasma cell vulvitis? Report of four cases. *Dermatology* 2008;216:243–6.

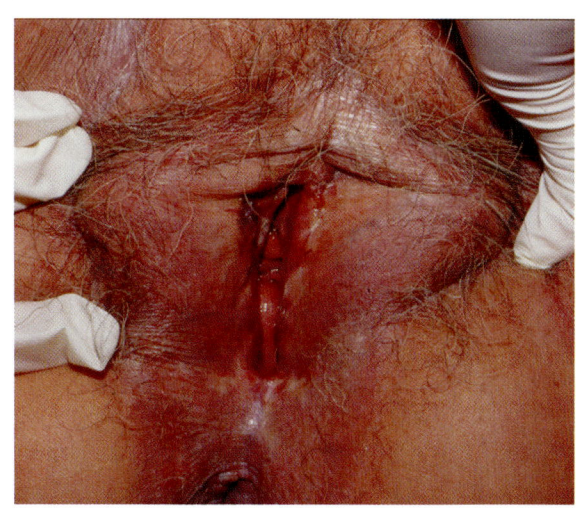

FIGURA 8.1.2 Placa vermelho-escura, circundada por alterações escleróticas: eritroplasia em paciente com líquen escleroso.

8.1.2 Eritroplasia

Aspecto clínico: Apresenta-se como uma placa única, eritematosa, fixa, que aumenta lentamente. As margens são bem definidas, e a superfície é lisa e lustrosa (Figura 8.1.2). Em geral, é assintomática e localiza-se nos pequenos lábios.

Definição: A eritroplasia de Queyrat é uma condição pré-maligna das mucosas visíveis e representa um carcinoma intraepitelial de células escamosas, é um carcinoma *in situ*. Nas áreas não mucosas, o carcinoma *in situ* é denominado doença de Bowen.

Etiologia: Os fatores de risco descritos são a má higiene e irritação crônica, mas sua causa continua desconhecida.

Epidemiologia: É observada principalmente em mulheres de meia-idade.

Evolução clínica: Podem ocorrer erosões e ulcerações e representam, em geral, uma evolução para um carcinoma de células escamosas invasivo.

Diagnóstico: Exige uma biópsia com o exame histopatológico.

Diagnóstico diferencial: O diagnóstico diferencial mais importante é a vulvite de células plasmáticas. Também devem ser excluídas infecções bacterianas e fúngicas (candidíase) comuns.

Terapia: A remoção da lesão por excisão cirúrgica ou com outros meios de ablação (cirurgia de Mohs, eletrocauterização, terapia a *laser* ou terapia fotodinâmica) e um acompanhamento rigoroso são indicados.

Bibliografia

Krüger-Corcoran D, Vandersee S, Stockfleth E. Precancerous tumors and carcinomas in situ of the skin. *Internist* 2013;54:671–82.

Zolis L, Shier M. Vulvar intraepithelial neoplasia (erythroplasia of Queyrat). *J Obstet Gynaecol Can* 2008;30:647–8.

8.1.3 Doença de Paget Extramamária

Aspecto clínico: A localização mais comum é a vulva. Frequentemente, as lesões se apresentam como placas espessadas, escamosas, difusas, eritematosas, úmidas e irregulares, similares ao eczema. Placas erosivas ou ulceradas cobertas por crostas, liquenificadas e leucoplásicas são vistas com menos frequência (Figuras 8.1.3 e 8.1.4). As queixas mais frequentes são de prurido, sensação de queimação e de dor no lado afetado.

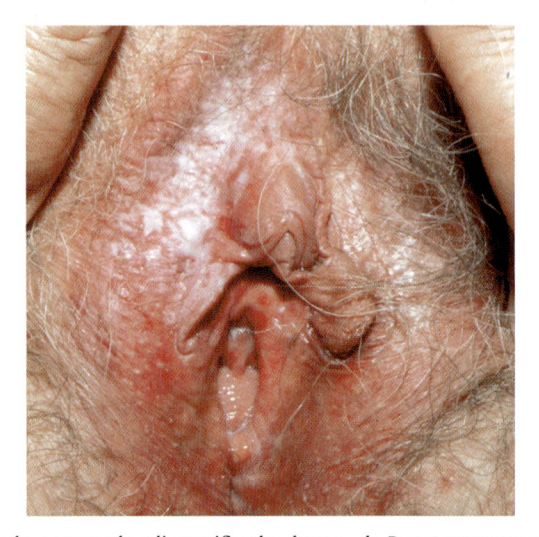

FIGURA 8.1.3 Placa amarelada, espessada e liquenificada: doença de Paget extramamária.

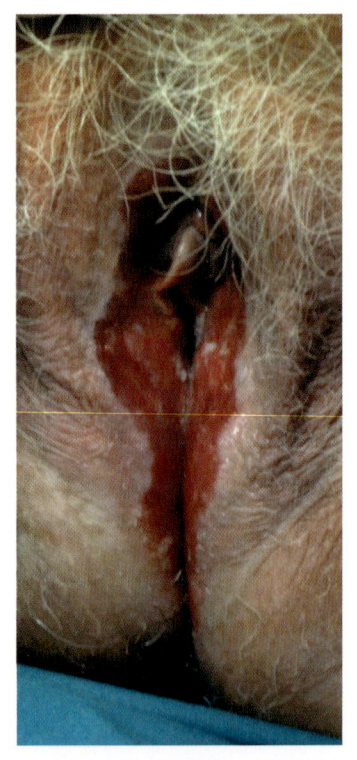

FIGURA 8.1.4 Placa eritematosa, úmida e erosiva: doença de Paget extramamária.

Definição: A doença de Paget extramamária é um adenocarcinoma intraepitelial raro, que ocorre com maior frequência na região anogenital.

Etiologia: Supõe-se que se origina das glândulas apócrinas intraepidérmicas ou das células-tronco pluripotentes dos ceratinócitos, como consequência de uma estimulação carcinogênica multicêntrica ainda desconhecida.

Epidemiologia: É considerado um transtorno relativamente raro, mas sua real incidência é desconhecida. Representa 1% das malignidades vulvares e ocorre com maior frequência em mulheres após a menopausa.

Evolução clínica: As lesões não tratadas se estendem progressivamente, persistindo durante anos, antes de se tornarem invasivas. Foram relatadas associações a malignidades subjacentes (genitais, urinárias e gastrointestinais). As recorrências são comuns, possivelmente em razão de sua provável origem multicêntrica.

Diagnóstico: O diagnóstico clínico sempre deve ser confirmado por histopatologia.

Diagnóstico diferencial: Dermatite de contato e outras condições eczematosas, infecções bacterianas/fúngicas comuns, doença de Hailey-Hailey, psoríase, líquen escleroso e carcinoma de células escamosas.

Terapia: A excisão cirúrgica radical geralmente é eficaz. Outras opções alternativas compreendem a cirurgia de Mohs, a terapia a *laser* de CO_2, a terapia fotodinâmica e a radiação paliativa. O imiquimod tópico também foi usado com sucesso.

Bibliografia

De Magnis A, Checcucci V, Catalano C, Corazzesi A, Pieralli A, Taddei G, Fambrini M. Vulvar Paget disease: A large single-centre experience on clinical presentation, surgical treatment, and long-term outcomes. *J Low Genit Tract Dis* 2013;17:104–10.

Edey KA, Allan E, Murdoch JB, Cooper S, Bryant A. Interventions for the treatment of Paget's disease of the vulva. *Cochrane Database Syst Rev* 2013;10:CD009245.

Kitagawa KH, Bogner P, Zeitouni NC. Photodynamic therapy with methyl-aminolevulinate for the treatment of double extramammary Paget's disease. *Dermatol Surg* 2011;37:1043–6.

Villada G, Farooq U, Yu W, Diaz JP, Milikowski C. Extramammary Paget disease of the vulva with underlying mammary-like lobular carcinoma: A case report and review of the literature. *Am J Dermatopathol* 2014 [Epub ahead of print].

8.2 Placas Escamosas
8.2.1 Psoríase

Aspecto clínico: Embora a psoríase inversa seja a forma mais comum de apresentação na região vulvar, também podem ser observadas placas eritematosas isoladas, espessas, cobertas de escamas, que não atingem a mucosa (Figura 8.2.1). Algumas vezes, as placas de psoríase que ocorrem na vulva podem apresentar margens pouco definidas e uma descamação de cor branco-prateada (Figura 8.2.2) ou pode apresentar fissuras profundas e dolorosas (Figura 8.2.3). Prurido leve e, algumas vezes, intenso é relatado frequentemente.

Definição: A psoríase é um transtorno inflamatório cutâneo crônico e recorrente que, clinicamente, se apresenta com placas eritematosas e escamosas de cor branco-prateada, que ocorrem tipicamente no couro cabeludo, cotovelos e joelhos.

Etiologia: É provável que o fenômeno de Koebner, decorrente de uma irritação mecânica ou química, desempenhe um papel para o início das lesões vulvares.

Epidemiologia: Na maioria dos casos, a psoríase genital faz parte de uma doença generalizada e ocorre em até 40% dos pacientes com psoríase de placas. O envolvimento genital exclusivo é relatado em apenas 2 a 5% dos pacientes com psoríase.

Evolução clínica: Como transtorno crônico e recorrente, a psoríase vulvar pode causar sofrimento emocional e preocupações de natureza sexual, prejudicando consideravelmente a qualidade de vida.

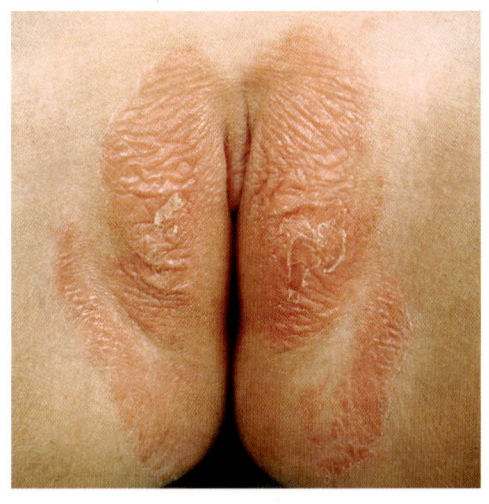

FIGURA 8.2.1 Placas simétricas, espessas, eritematosas e escamosas, com margens bem definidas: psoríase.

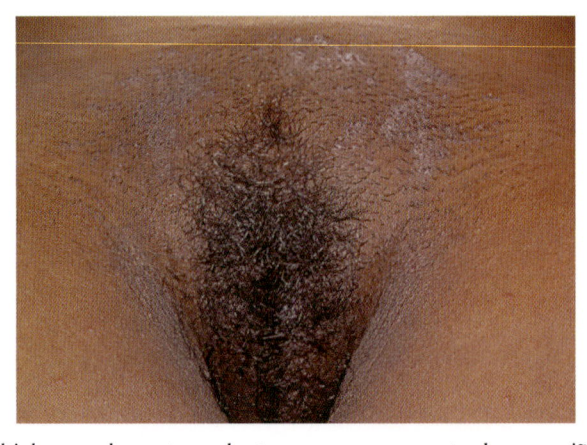

FIGURA 8.2.2 Placas múltiplas e coalescentes, cobertas com escamas prateadas na região pubiana, em uma paciente de pele escura: psoríase.

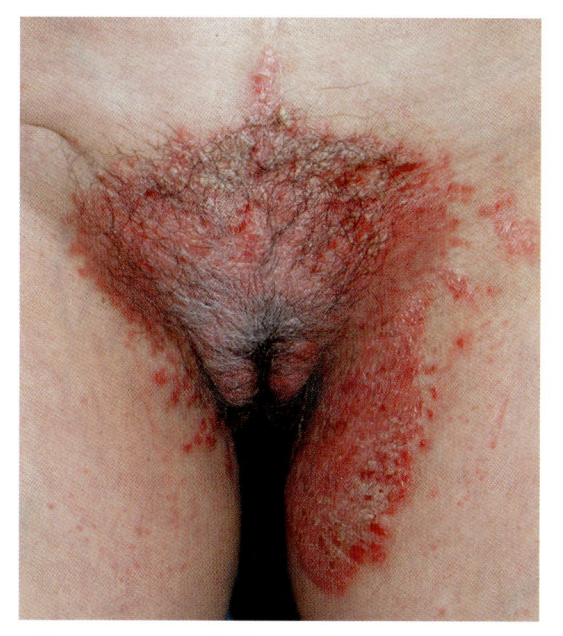

FIGURA 8.2.3 Grande placa eritematosa e escamosa, que se estende por toda a área vulvoperineal: psoríase.

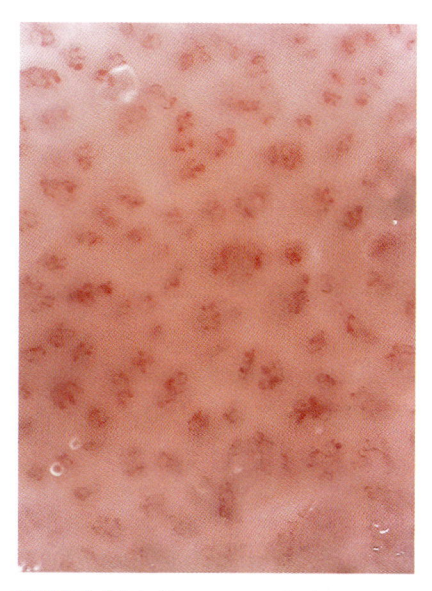

FIGURA 8.2.4 Dermatoscopia de psoríase: presença de capilares dilatados e tortuosos com aspecto "matoso".

Diagnóstico: O diagnóstico clínico não é difícil, quando as lesões características são vistas na região vulvar ou em outros locais. Entretanto, uma biópsia de pele pode ser necessária, quando o diagnóstico não pode ser feito por métodos não invasivos, como a videodermatoscopia, por não demonstrarem inequivocamente, nos aumentos maiores (×100 a ×400), os capilares dilatados, alongados e contorcidos, com o padrão "glomerular" ou "matoso" típico (Figura 8.2.4). As investigações microbiológicas podem ser úteis para excluir infecções primárias e secundárias.

Diagnóstico diferencial: Infecções fúngicas, eczema e eritrasma.

Terapia: No caso de envolvimento genital exclusivo, são indicados corticosteroides tópicos combinados, ou não, com análogos da vitamina D (calcipotriol). Tratamentos tópicos irritantes devem ser evitados, porque podem agravar os sintomas. Os inibidores da calcineurina (pomada de picrolimo ou creme de tacrolimo) podem ser uma opção. O tratamento sistêmico está indicado, quando o envolvimento vulvar representa uma extensão de uma psoríase grave e generalizada. Deve ser feito o aconselhamento sobre os cuidados com a higiene local rigorosa para evitar infecções secundárias, bacterianas e/ou fúngicas, relacionadas com a própria doença ou favorecidas pelo uso prolongado dos esteroides ou imunomoduladores tópicos.

Bibliografia

Kapila S, Bradford J, Fischer G. Vulvar psoriasis in adults and children: A clinical audit of 194 cases and review of the literature. *J Low Genit Tract Dis* 2012;16:364–71.

Meeuwis KA, de Hullu JA, Massuger LF, van de Kerkhof PC, van Rossum MM. Genital psoriasis: A systematic literature review on this hidden skin disease. *Acta Derm Venereol* 2011;91:5–11.

Meeuwis KA, de Hullu JA, Van De Nieuwenhof HP, Evers AW, Massuger LF, van de Kerkhof PC, van Rossum MM. Quality of life and sexual health in patients with genital psoriasis. *Br J Dermatol* 2011;164:1247–55.

Meeuwis KA, van de Kerkhof PC, Massuger LF, de Hullu JA, van Rossum MM. Patients' experience of psoriasis in the genital area. *Dermatology* 2012;224:271–6.

Micali G, Lacarrubba F, Musumeci ML, Massimino D, Nasca MR. Cutaneous vascular patterns in psoriasis. *Int J Dermatol* 2010;49:249–56.

Zamirska A, Reich A, Berny-Moreno J, Salomon J, Szepietowski J C. Vulvar pruritus and burning sensation in women with psoriasis. *Acta Derm Venereol* 2008;88:132–5.

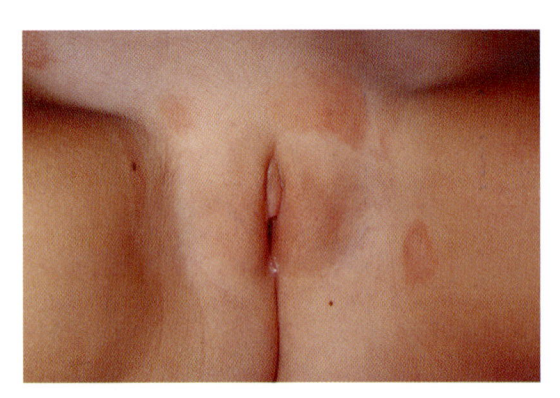

FIGURA 8.2.5 Manchas bem delimitadas, com pregueamento superficial discreto e escamação: parapsoríase.

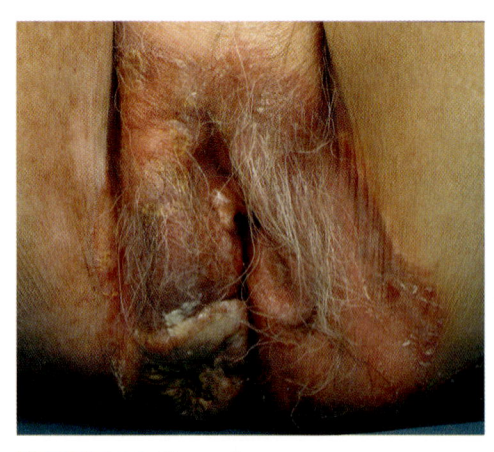

FIGURA 8.2.6 Placa eritematosa espessa e infiltrada: linfoma de células T.

8.2.2 Linfoma das Células T

Aspecto clínico: Pode-se apresentar como manchas, placas, tumores, ulcerações, ou com eritema generalizado e pode envolver os linfonodos e o sangue periférico. Placas escamosas de evolução crônica, com a aparência característica de papel de cigarro (parapsoríase) (Figura 8.2.5), podem preceder o desenvolvimento de um linfoma de células T (micose fungoide) (Figura 8.2.6).

Definição: Os linfomas são proliferações malignas de linfócitos.

Etiologia: É desconhecida.

Epidemiologia: Em geral, é observado em idosos e, raramente, é visto na infância. O envolvimento genital pode ser primário ou secundário. Os linfomas primários são extremamente raros.

Evolução clínica: O desfecho depende do subtipo histológico, da citogenética e das características clínicas, e o prognóstico, em geral, é desfavorável.

Diagnóstico: É necessário realizar uma biópsia de pele para confirmar o diagnóstico. Recomenda-se a pesquisa de rearranjo gênico, usando técnicas de biologia molecular por PCR, para demonstrar proliferação clonal γ nos receptores de células T. Idealmente, todos os pacientes devem ser examinados por uma equipe multidisciplinar especializada.

Diagnóstico diferencial: Os linfomas de células T podem imitar os transtornos cutâneos benignos, como eczemas, incluindo a dermatite de contato, psoríase, líquen escleroso e pseudolinfoma, as lesões causadas por infecções, como a sífilis secundária ou a coccidiomicose, e os tumores malignos, como os carcinomas e a histiocitose maligna.

Terapia: A terapia adequada depende de uma variedade de fatores que incluem o estádio, a saúde geral do paciente, a presença de sintomas e de questões específicas, como o custo do tratamento e o acesso a instalações médicas. Em geral, as terapias podem ser classificadas como direcionadas à pele (tópicas), fototerapia e tratamentos sistêmicos (quimioterapia).

Bibliografia

Lagoo AS, Robboy SJ. Lymphoma of the female genital tract: Current status. *Int J Gynecol Pathol* 2006;25:1–21.

Martorell M, Gaona Morales JJ, Garcia JA, Manuel Gutierrez Herrera J, Grau FG, Calabuig C, Vallés AP. Transformation of vulvar pseudolymphoma (lymphoma-like lesion) into a marginal zone B-cell lymphoma of labium majus. *J Obstet Gynaecol Res* 2008;34:699–705.

Zizi-Sermpetzoglou A, Petrakopoulou N, Tepelenis N, Savvaidou V, Vasilakaki T. Intravascular T-cell lymphoma of the vulva, CD30 positive: A case report. *Eur J Gynaecol Oncol* 2009;30:586–8.

8.3 Placas Ceratosas

8.3.1 Líquen Simples Crônico (Hiperplasia de Células Escamosas)

Aspecto clínico: Afeta principalmente os grandes lábios e apresenta uma ou mais placas eritematosas, difusas, escamosas, de coloração acinzentada, de superfície espessa e hiperceratótica, onde o padrão da pele está bem marcado (Figuras 8.3.1 a 8.3.4). Geralmente, ocorre hiperpigmentação e graus variáveis de escoriações sobrepostas. O prurido sempre está presente e pode ser intenso, tornando essa condição extremamente desconfortável.

Definição: É um transtorno inflamatório benigno, crônico e pruriginoso. Também é conhecido como neurodermatite.

Etiologia: É uma condição idiopática, resultante da perpetuação do ciclo coça-arranha-coça, com consequente hiperplasia de células escamosas. Foram relatadas associações à ansiedade, depressão e um histórico familiar ou pessoal de atopia.

Epidemiologia: É uma ocorrência comum após os 30 anos de idade, e sua prevalência é de 0,5%.

Evolução clínica: Tem curso crônico e prolongado. Infecções bacterianas e fúngicas secundárias podem ocorrer em consequência do coçar continuamente. Infelizmente, mesmo com terapia eficaz, a probabilidade de recorrência é grande.

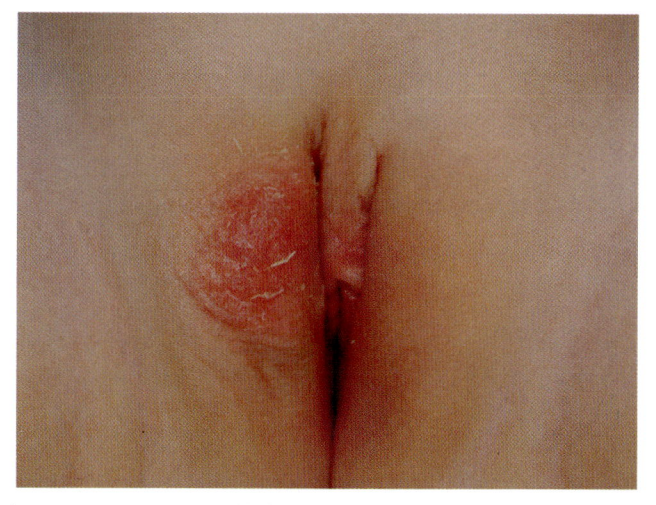

FIGURA 8.3.1 Placa eritematosa escamosa, maldefinida: líquen simples crônico.

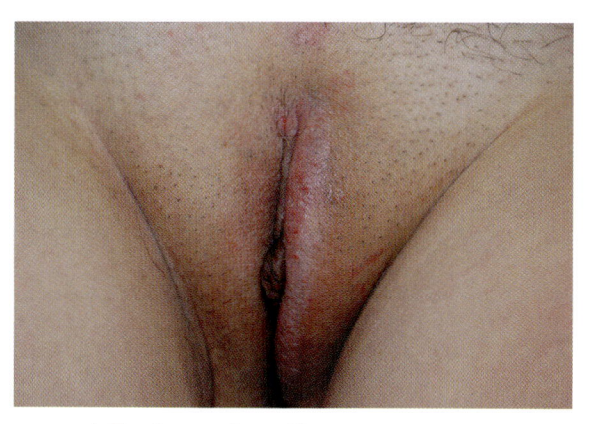

FIGURA 8.3.2 Placa eritematosa e infiltrada, com liquenificação marcante: líquen simples crônico.

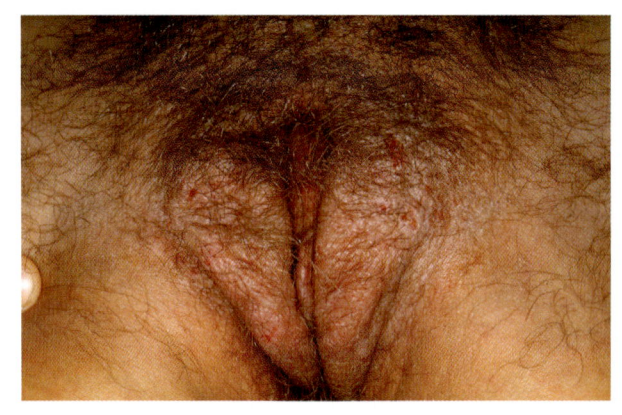

FIGURA 8.3.3 Líquen simples crônico com marcas de coçadura.

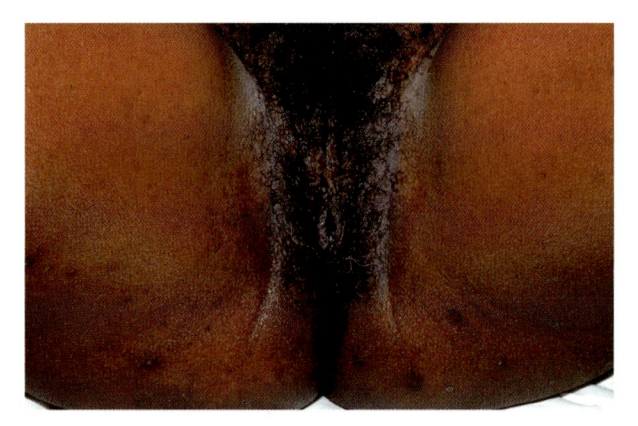

FIGURA 8.3.4 Líquen simples crônico em uma paciente de pele escura.

Diagnóstico: É relativamente simples ao exame clínico. Raramente é necessária a biópsia. A rotina diagnóstica inclui a realização de esfregaços cutâneos para excluir infecções sobrepostas, testes de placas para excluir dermatite de contato alérgica e biópsia de pele para excluir outras condições inflamatórias crônicas da pele.

Diagnóstico diferencial: Dermatite, de contato ou atópica, infecções bacterianas/fúngicas, líquen plano, psoríase, líquen escleroso, leucoplasia, doença de Fox-Fordyce, nevo epidérmico ou verrucoso e carcinoma de células escamosas.

Terapia: São indicados hidratantes e pomadas com corticosteroides. Anti-histamínicos orais podem ser usados para controlar o prurido. Antibióticos ou antifúngicos só devem ser usados se for documentada a ocorrência de uma superinfecção bacteriana ou fúngica sobreposta. O uso de corticosteroides sistêmicos e antidepressivos está indicado para casos selecionados.

Bibliografia

Lichon V, Khachemoune A. Lichen simplex chronicus. *Dermatol Nurs* 2007;19:276.
Lynch PJ. Lichen simplex chronicus (atopic/neurodermatitis) of the anogenital region. *Dermatol Ther* 2004;17:8–19.
Rajalakshmi R, Thappa DM, Jaisankar TJ, Nath AK. Lichen simplex chronicus of anogenital region: A clinico–etiological study. *Indian J Dermatol Venereol Leprol* 2011;77:28–36.
Virgili A, Bacilieri S, Corazza M. Managing vulvar lichen simplex chronicus. *J Reprod Med* 2001;46:343–6.

8.3.2 Leucoplasia

Aspecto clínico: Apresenta-se com placas assimétricas, únicas ou múltiplas, difusas, esbranquiçadas, espessadas e, às vezes, verrucosas. Em geral, ocorrem na região clitoridiana, nos pequenos lábios e na face interna dos grandes lábios (Figuras 8.3.5 a 8.3.7). Pode haver prurido, resultando em escoriações, fissuras e dor como consequência.

Definição: É uma hiperplasia das células escamosas da mucosa, com marcante hiperceratose, sendo considerada uma condição pré-cancerosa.

Etiologia: Os fatores associados, como a má higiene genital, a irritação crônica e a infecção pelo papilomavírus humano (HPV), oncogênico ainda são controversos.

Epidemiologia: Não há dados disponíveis.

Evolução clínica: As lesões grandes podem causar estenose do orifício vaginal. Sem tratamento, pode evoluir para um carcinoma invasivo de células escamosas. A presença de ulceração e sangramento pode ser indicativo de degeneração maligna.

Diagnóstico: O diagnóstico clínico deve ser confirmado por exames histopatológicos.

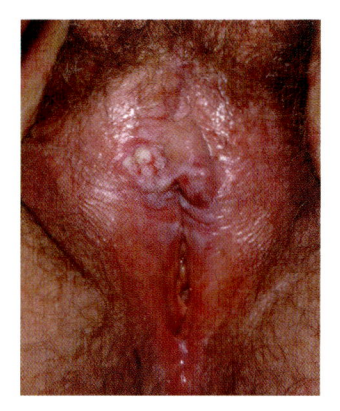

FIGURA 8.3.5 Placa assimétrica espessada, esbranquiçada e maldefinida: leucoplasia.

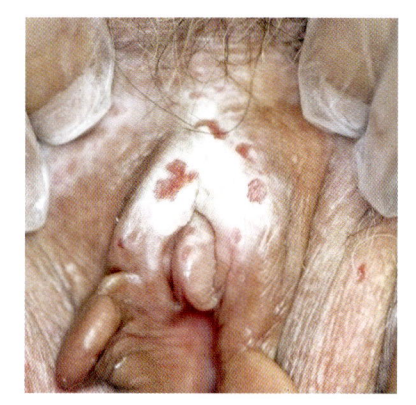

FIGURA 8.3.6 Placa grande esbranquiçada, infiltrada, com áreas de erosão: leucoplasia.

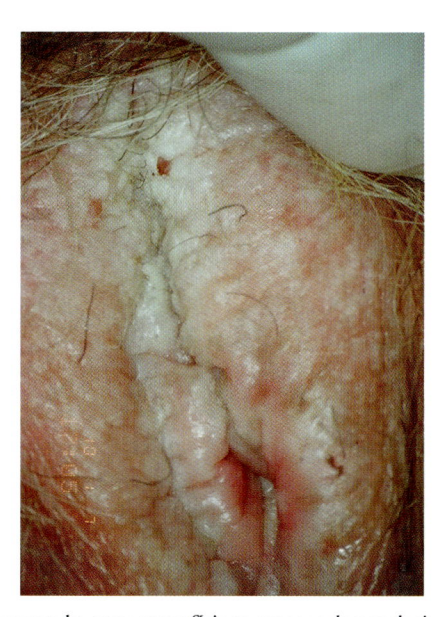

FIGURA 8.3.7 Placa cinzenta e espessada, com superfície verrucosa: leucoplasia.

Diagnóstico diferencial: Líquen plano, líquen escleroso, líquen simples crônico, psoríase, dermatite eczematosa crônica, verrugas anogenitais e carcinoma de células escamosas.

Terapia: A lesão deve ser removida por excisão cirúrgica, eletrocauterização ou tratamento com *laser* de CO_2.

Bibliografia

Carter JS, Downs LS Jr. Vulvar and vaginal cancer. *Obstet Gynecol Clin North Am* 2012;39:213–31.
Dehen L, Schwob E, Pascal F. Cancers of the oral and genital mucosa. *Rev Prat* 2013;63:907–12.
Olek-Hrab K, Jenerowicz D, Osmola-Mankowska A, Polañska A, Teresiak-Mikolajczak E, Silny W, Adamski Z. Selected vulvar dermatoses. Ginekol Pol 2013;84:959–65.
Skapa P, Robová H, Rob L, Zámeèník J. Review of precancerous vulvar lesions. *Cesk Patol* 2012;48:15–21.

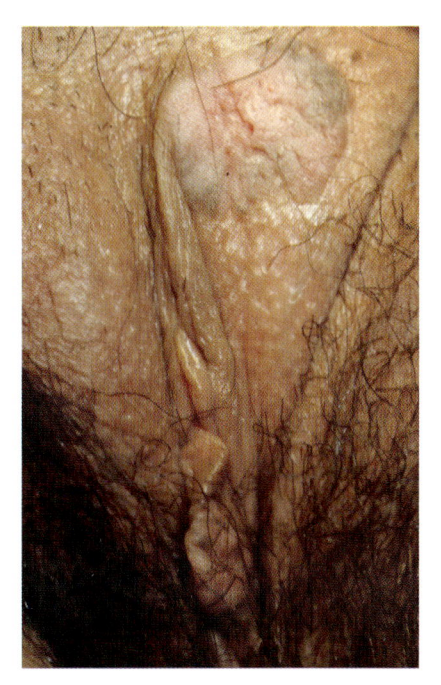

FIGURA 8.3.8 Placa elevada e infiltrada: doença de Bowen.

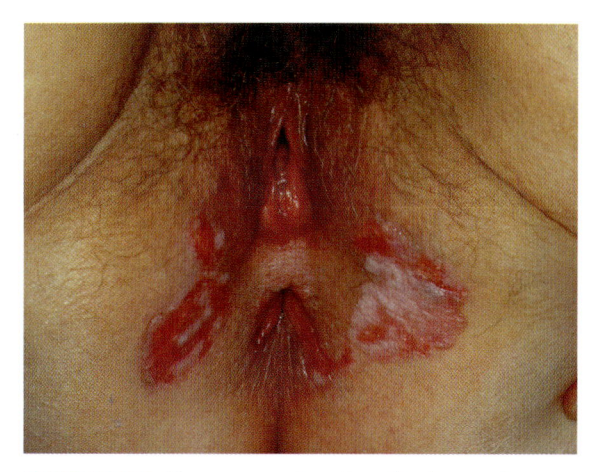

FIGURA 8.3.9 Placa espessada e ulcerada: doença de Bowen.

8.3.3 Doença de Bowen

Aspecto clínico: Pode ocorrer na vulva como uma placa de tamanho variável e bordas irregulares, assintomática, eritematosa ou amarronzada, com crescimento lento. Frequentemente é uma lesão escamosa, com infiltrado discreto e, às vezes, ulcerada (Figuras 8.3.8 e 8.3.9).

Definição: É uma condição cutânea pré-cancerosa (carcinoma de células escamosas, *in situ*).

Etiologia: Os fatores de risco gerais são a exposição a carcinógenos químicos (arsênico) ou físicos (luz ultravioleta e raios X) e as infecções por HPV.

Epidemiologia: Não é rara. Sua incidência aumenta com o avanço da idade.

Evolução clínica: Se não tratada, invariavelmente progride para um carcinoma invasivo de células escamosas.

Diagnóstico: É com base em exames histopatológicos.

Diagnóstico diferencial: Papulose bowenoide, ceratose seborreica e carcinoma de células basais pigmentadas.

Terapia: As opções de tratamento compreendem a excisão cirúrgica, a crioterapia, a eletrocauterização e a terapia fotodinâmica.

Bibliografia

Kutlubay Z, Engin B, Zara T, Tüzün Y. Anogenital malignancies and premalignancies: Facts and controversies. *Clin Dermatol* 2013;31:362–73.

Sheen YS, Sheen YT, Sheu HM, Sheen MC. Bowen disease of the vulva successfully treated with intraarterial infusion chemotherapy. *J Am Acad Dermatol* 2013;69:e305–6.

Yuan GW, Wu LY, Zhang R, Li XG. Clinical analysis for 18 cases of vulvar Bowen's disease. *Zhonghua Fu Chan Ke Za Zhi* 2013;48:925–8.

9
Nódulos

Pompeo Donofrio ▪ Franco Dinotta ▪ Giuseppe Micali

9.1 Nódulos

9.1.1 Sífilis Primária (Cancro)

Aspecto clínico: Aproximadamente 3 semanas (o tempo de incubação pode variar de 3 a 90 dias) após a exposição inicial, aparece um cancro no ponto de entrada da espiroqueta que, nas mulheres, corresponde principalmente à vulva ou à cérvice. Em 10% dos casos, a região extragenital pode ser afetada, incluindo a região anal, a orofaringe, a língua, os mamilos e os dedos. Classicamente, o cancro se apresenta como um nódulo único, avermelhado, firme, frequentemente erosado, indolor e não pruriginoso, com uma base firme e bordas nítidas, com 0,3 a 3,0 cm de tamanho (Figuras 9.1.1 a 9.1.4). Algumas vezes, pode apresentar uma ulceração central mais profunda com bordas ligeiramente elevadas ou, em alguns pacientes, pode ser múltiplo. Se ocorrer na parte interna da vagina, ou na cérvice, pode não ser visualizado. Esta lesão é altamente infecciosa, liberando um soro rico em espiroquetas vivos. A linfadenopatia regional que ocorre simultaneamente é típica. A adenite inguinal geralmente é unilateral ou, mais raramente, bilateral, sendo discreta, firme, móvel e indolor, sem causar alterações na superfície da pele.

Definição: A sífilis é uma doença sexualmente transmitida, que afeta predominantemente a região genital e se caracteriza por diferentes estádios clínicos. A sífilis primária é o primeiro estádio da doença, sendo caracterizada pelo desenvolvimento da lesão de mucosa ou de pele, chamada cancro.

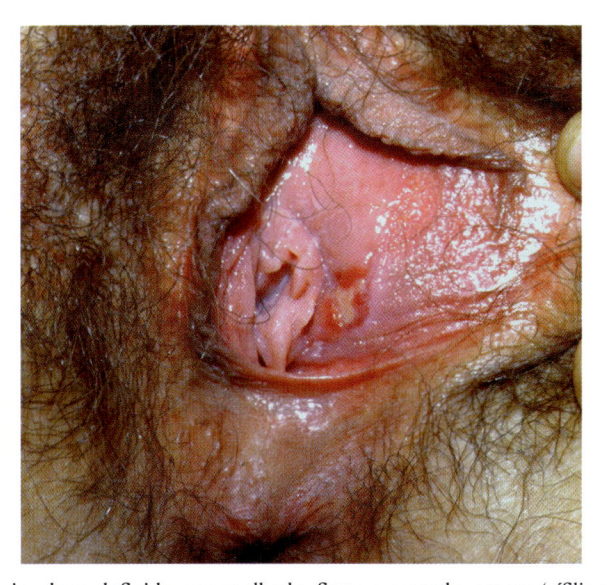

FIGURA 9.1.1 Nódulo único, bem definido, avermelhado, firme e erosado: cancro (sífilis primária).

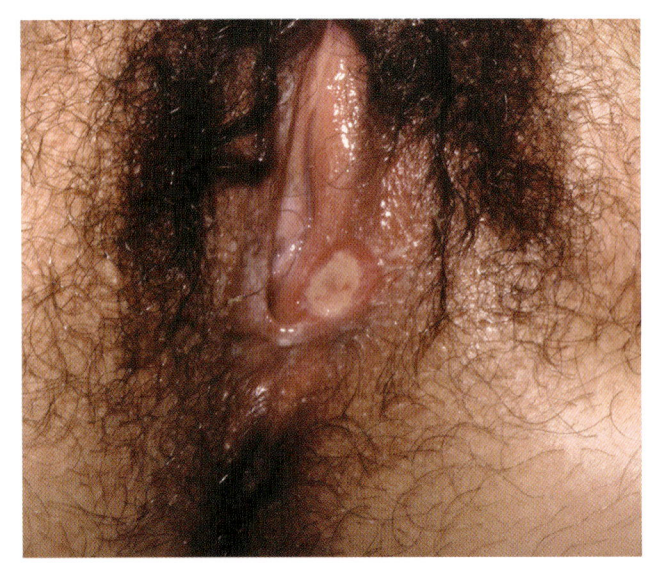

FIGURA 9.1.2 Nódulo firme, com bordas nítidas e uma ulceração central superficial: sífilis primária.

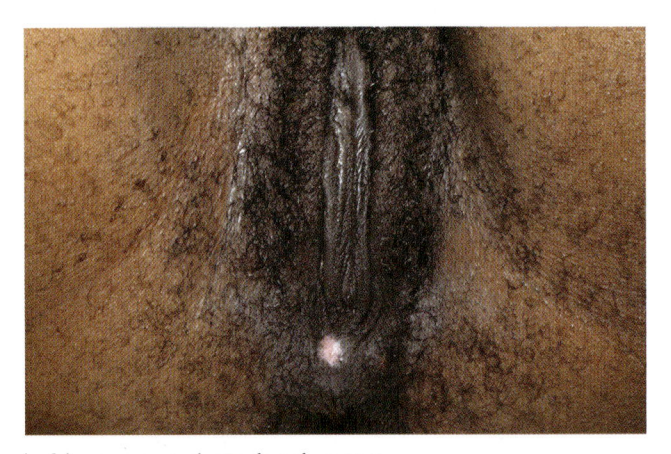

FIGURA 9.1.3 Sífilis primária em uma paciente de pele escura.

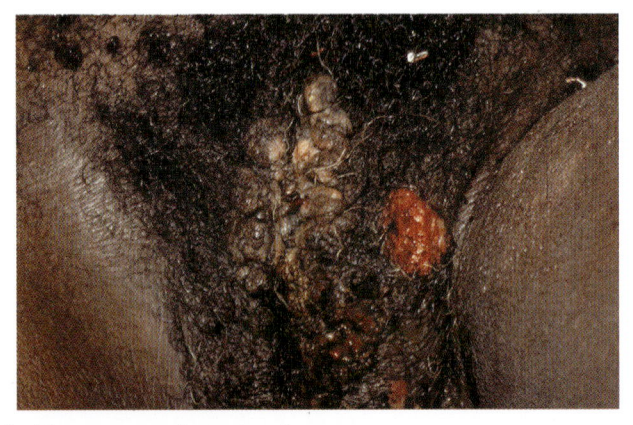

FIGURA 9.1.4 Sífilis primária em uma paciente de pele escura.

Etiologia: A sífilis primária é adquirida pelo contato direto durante o intercurso com um parceiro sexual infectado pelo *Treponema pallidum*.

Epidemiologia: A sífilis está difundida mundialmente e ocorre com frequência mais alta em vários países em desenvolvimento (sul e sudeste da Ásia, África subsaariana, América latina e Europa oriental). Nos últimos anos, sua incidência vem crescendo no mundo ocidental, especialmente nas áreas metropolitanas e entre homossexuais masculinos. Nas mulheres, pode haver uma subestimativa da doença, porque as lesões genitais primárias frequentemente passam despercebidas.

Evolução clínica: O cancro e a adenopatia inguinal reativa desaparecem em cerca de 1 mês (entre 4 e 8 semanas), com ou sem terapia, e geralmente sem cicatrizes.

Diagnóstico: Exame do líquido seroso do cancro à microscopia de campo escuro pode fornecer o diagnóstico imediato. A pesquisa por PCR é particularmente adequada para as localizações extragenitais, porque pode ser realizada em amostras de pele. A resposta dos anticorpos contra a infecção pode ser detectada por testes sorológicos não treponêmicos, como o VDRL e RPR, que são mais sensíveis nas fases iniciais. Para descartar uma resposta falso-positiva, é recomendável fazer testes treponêmicos, como o teste da hemaglutinação pelo *Treponema pallidum* (TPHA) ou o teste de absorção da fluorescência por anticorpos antitreponema (FTA-ABS).

Diagnóstico diferencial: Úlceras herpéticas (especialmente do herpes anogenital mucocutâneo crônico associado à infecção por HIV), cancroide, linfogranuloma venéreo e granuloma inguinal.

Terapia: O tratamento de escolha para a sífilis é a penicilina. Doxiciclina e tetraciclina são escolhas alternativas em casos de alergia à penicilina, mas por causa do risco de defeitos congênitos, elas não são recomendadas para mulheres grávidas que, em caso de alergia à penicilina, podem ser tratadas com eritromicina. Houve desenvolvimento de resistência a outros agentes antibacterianos, incluindo os macrolídios, clindamicina e rifampina. A ceftriaxona pode ser tão efetiva quanto os tratamentos à base de penicilina.

Bibliografia

Braun J, Schäfer SD. Lesions of the vulva, fever, chills. You can expect to make this diagnosis more frequently again. Primary syphilis. *MMW Fortschr Med* 2013;155:5.

Dupin N, Farhi D. Syphilis. Presse Med 2013;42:446–53.

Mattei PL, Beachkofsky TM, Gilson RT, Wisco OJ. Syphilis: A reemerging infection. *Am Fam Physician* 2012;86:433–40.

Prabhakar P, Narayanan P, Deshpande GR, Das A, Neilsen G, Mehendale S, Risbud A. Genital ulcer disease in India: Etiologies and performance of current syndrome guidelines. *Sex Transm Dis* 2012;39:906–10.

9.1.2 Escabiose Nodular

Aspecto clínico: Nódulos avermelhados que correspondem a lesões cicatriciais com desenvolvimento de uma reação inflamatória granulomatosa (Figura 9.1.5). A coceira é particularmente intensa, especialmente à noite. Marcas de arranhões e ninhos patognomônicos (cunículos) na vulva e em outras partes do corpo (região de flexão dos pulsos, espaços interdigitais, dorso dos pés, axilas, cotovelos, cintura e nádegas) podem ser observados.

Definição: A escabiose é uma ectoparasitose cutânea altamente contagiosa.

Etiologia: É causada pelo ácaro *Sarcoptes scabiei hominis*.

Epidemiologia: É muito comum e, mundialmente, difundida.

Evolução clínica: Com diagnóstico e tratamento apropriados, o prognóstico é bom.

Diagnóstico: O diagnóstico é confirmado pela detecção dos ácaros (Figura 9.1.6), ou de seus ovos, por dermatoscopia *in situ* ou por exame de raspados de pele ao microscópio de luz.

Diagnóstico diferencial: O diagnóstico diferencial pode englobar vários outros transtornos cutâneos pruriginosos.

Terapia: A base do tratamento são os antiescabióticos tópicos.

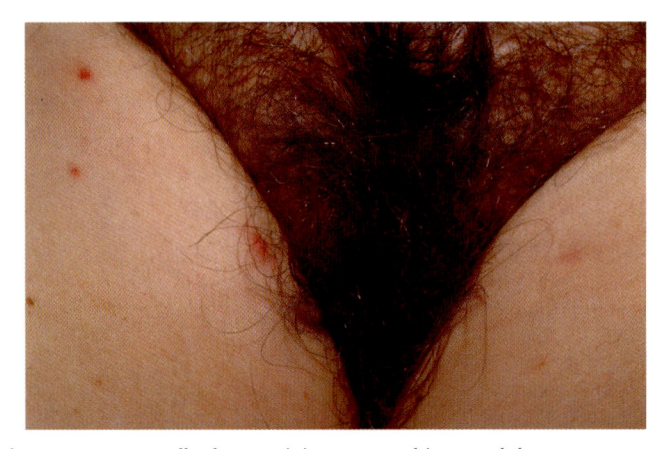

FIGURA 9.1.5 Múltiplos pontos avermelhados pruriginosos: escabiose nodular.

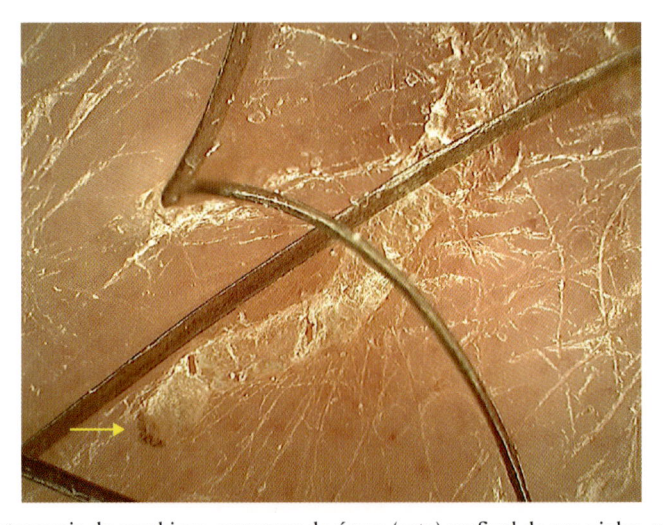

FIGURA 9.1.6 Dermatoscopia de escabiose: presença do ácaro (seta) no final de um ninho, com aspecto de um "avião a jato" ou de "asa delta".

Bibliografía

Czeschik JC, Huptas L, Schadendorf D, Hillen U. Nodular scabies: Hypersensitivity reaction or infection? *J Dtsch Dermatol Ges* 2011;9:840–1.

Moberg SA, Löwhagen GB, Hersle KS. An epidemic of scabies with unusual features and treatment resistance in a nursing home. *J Am Acad Dermatol* 1984;11:242–4.

9.1.3 Acrocórdio (Pólipo Fibroepitelial)

Aspecto clínico: Essas lesões podem-se apresentar como nódulos únicos ou, mais frequentemente, múltiplos, com tamanho variando de 0,2 cm a 1,5 cm. Geralmente aparecem na região como massas pedunculadas, macias e carnudas, cor da pele ou hiperpigmentadas, com a superfície lisa ou papilomatosa (Figuras 9.1.7 e 9.1.8). Geralmente são assintomáticas, mas podem-se tornar dolorosas, se ocorrer reação inflamatória secundária a um traumatismo isquêmico.

Definição: É um sinal de pele, pedunculado, que pode ser encontrado em áreas úmidas, sujeitas a irritações, como as pregas inguinais, as axilas e o pescoço. Histologicamente é um pólipo fibroepitelial benigno, constituído por tecido fibroso frouxo.

Etiologia: A etiologia é desconhecida.

Epidemiologia: É muito comum, especialmente em pacientes obesos e pacientes com diabetes. A prevalência aumenta com a idade.

Evolução clínica: Com o tempo, estas lesões aumentam em número e tamanho, mas permanecem benignas. Se ocorrer uma torção do pedúnculo, podem ficar inchadas, escurecidas, doloridas, e pode ocorrer necrose.

Diagnóstico: É clínico.

Diagnóstico diferencial: Nevo melanocítico, neurofibroma, molusco contagioso e neuroma.

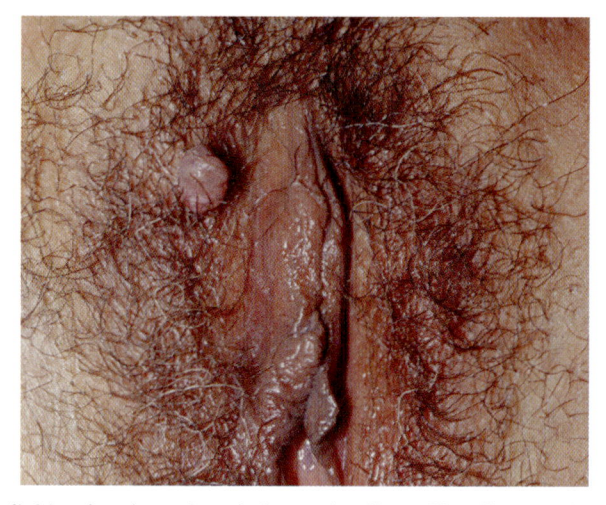

FIGURA 9.1.7 Nódulo solitário, elevado, pedunculado, macio e liso: pólipo fibroepitelial.

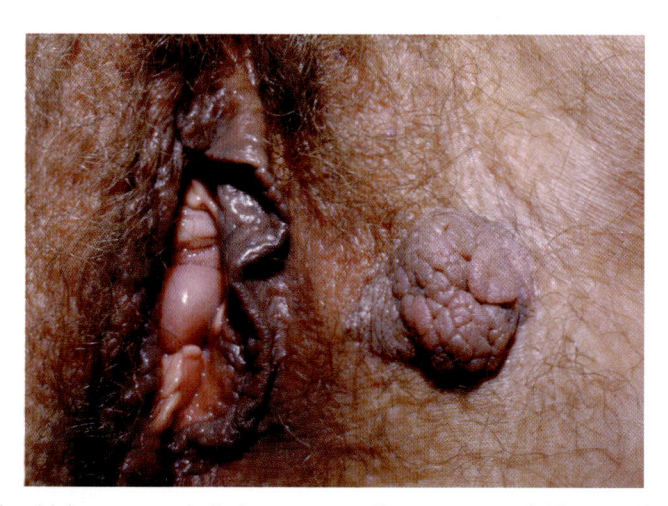

FIGURA 9.1.8 Grande nódulo carnoso, séssil, de aspecto papilomatoso e cerebriforme: pólipo fibroepitelial.

Terapia: O tratamento é recomendado somente para as lesões sintomáticas ou por motivos estéticos ou funcionais. As lesões pedunculadas pequenas podem ser removidas com tesouras curvas ou de lâmina serrilhada, enquanto os sinais de pele maiores podem exigir uma excisão simples. Outras opções são eletrodissecção, crioterapia e ablação com *laser* de CO_2.

Bibliografia

Ahmed S, Khan AK, Hasan M, Jamal AB. A huge acrochordon in labia majora—An unusual presentation. *Bangladesh Med Res Counc Bull* 2011;37:110–1.

Kassinove A, Raam R. Acrochordon of the labia. *J Emerg Med* 2013;44:e361–2.

Singh N, Thappa DM, Jaisankar TJ, Habeebullah S. Pattern of non-venereal dermatoses of female external genitalia in South India. *Dermatol Online J* 2008;14:1.

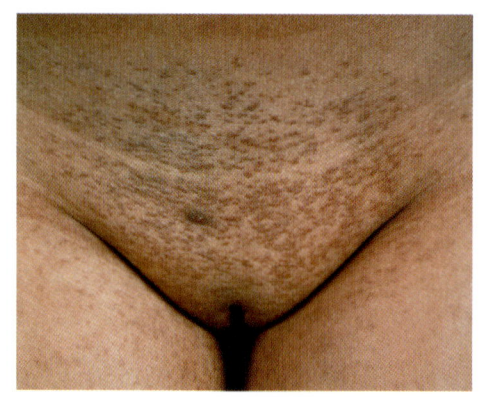

FIGURA 9.1.9 Múltiplas pápulas e nódulos de coloração marrom, espalhados na área pubiana: siringoma.

9.1.4 Siringoma

Aspecto clínico: As lesões geralmente são múltiplas e distribuídas bilateralmente sobre os grandes lábios, como pápulas ou nódulos pequenos, cor da pele ou em tons amarelo-marrom (Figura 9.1.9). Prurido é relatado frequentemente. Um terço das pacientes apresenta siringoma também nas pálpebras.

Definição: É um tumor benigno, de glândulas sudoríparas écrinas.
Etiologia: A etiologia é desconhecida.
Epidemiologia: O siringoma vulvar sem envolvimento extragenital é muito raro.
Evolução clínica: Não apresenta.
Diagnóstico: A suspeita clínica e o exame histopatológico proporcionam o diagnóstico.
Diagnóstico diferencial: Qualquer lesão papular multicêntrica na vulva, especialmente se pruriginosa ou dolorosa, deve ser considerada no diagnóstico diferencial.
Terapia: As opções de tratamento relatadas como eficazes para o siringoma vulvar incluem o tratamento com *laser* de CO_2, crioterapia, eletrocirurgia e excisão simples.

Bibliografia

Akoglu G, Ibiloglu I, Durmazlar N. Vulvar nonclear cell syringoma associated with pruritus and diabetes mellitus. *Case Rep Dermatol Med* 2013;2013:418794.
Bal N, Aslan E, Kayaselcuk F, Tarim E, Tuncer I. Vulvar syringoma aggravated by pregnancy. *Pathol Oncol Res* 2003;9:196–7.
Dereli T, Turk BG, Kazandi AC. Syringomas of the vulva. *Int J Gynecol Obstet* 2007;99:65–6.
Garman M, Metry D. Vulvar syringomas in a 9-year-old child with review of the literature. *Pediatr Dermatol* 2006;23:369–72.
Huang YH, Chuang YH, Kuo TT, Yang LC, Hong HS. Vulvar syringoma: A clinicopathologic and immunohistologic study of 18 patients and results of treatment. *J Am Acad Dermatol* 2003;48:735–9.
Yorganci A, Kale A, Dunder I, Ensari A, Sertcelik A. Vulvar syringoma showing progesterone receptor positivity. *BJOG* 2000;107:292–4.

9.1.5 Fibroma, Fibromioma, Dermatofibroma e Angiofibroma

Aspecto clínico: Geralmente aparecem como nódulos indurados e móveis (diâmetro de 0,1 a 1,0 cm), com superfície lisa ou papilomatosa, ligeiramente elevados, sésseis ou pedunculados, de coloração entre cinza e marrom, cor da pele ou pigmentados (Figuras 9.1.10 a 9.1.12), que frequentemente se desenvolvem ao longo da inserção do ligamento redondo nos grandes lábios. Nos dermatofibromas, a compressão lateral produz uma ligeira endentação, conhecida como sinal ondulado, que é característica desses tumores. Os angiofibromas frequentemente apresentam um tom avermelhado.

Definição: Eles são tumores benignos sólidos, de tecido conjuntivo (conectivo).

Etiologia: É desconhecida.

Epidemiologia: Estas lesões frequentemente ocorrem nas dobras de pele e são consideradas os tumores vulvares benignos mais comuns. Geralmente são observadas em pessoas de meia-idade, ou idosas.

Evolução clínica: As lesões geralmente são assintomáticas, mas podem atingir um tamanho maior ou podem-se localizar em áreas próximas ao introito ou à uretra e causar sintomas.

Diagnóstico: A aparência clínica é suficiente para o diagnóstico.

Diagnóstico diferencial: Nevo dérmico melanocítico, histiocitoma, leiomioma, neurofibroma e queloide.

Terapia: Tratando-se de lesões benignas não é necessária uma terapia específica, mas elas podem ser removidas por razões estéticas e/ou funcionais, através de cirurgia, crioterapia, cauterização ou terapia a *laser*.

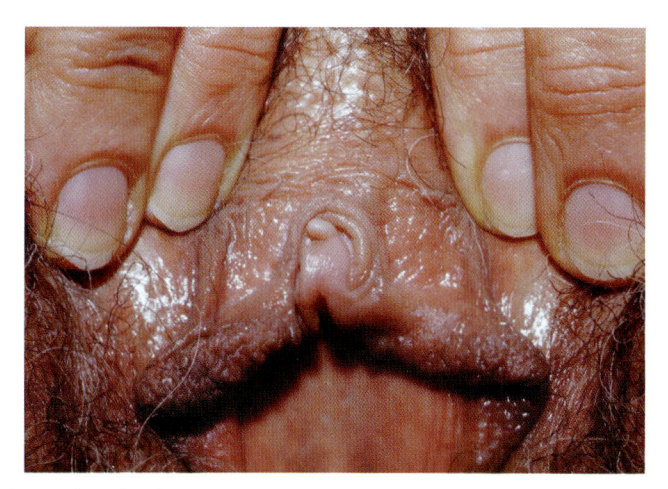

FIGURA 9.1.10 Nódulo cor da pele, alongado e endurado: fibroma.

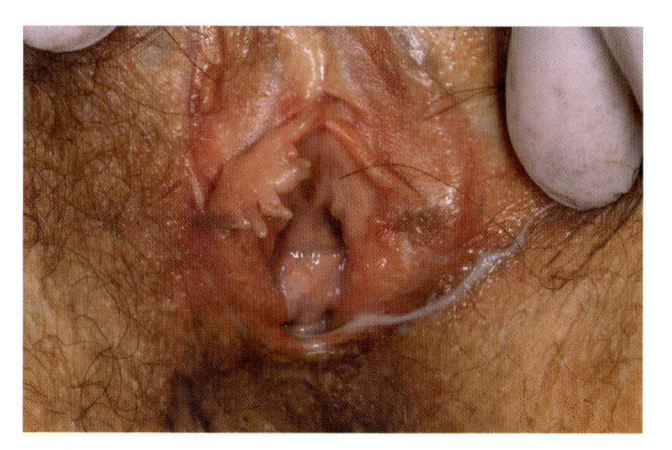

FIGURA 9.1.11 Lesões papilomatosas elevadas e cor da pele: fibromas múltiplos.

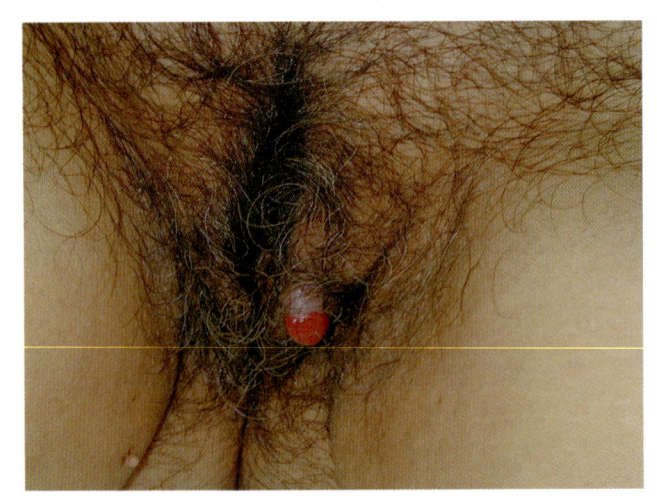

FIGURA 9.1.12 Nódulo solitário, elevado e avermelhado: angiofibroma.

Bibliografia

Arsenovic NN, Abdulla K, Terzic M, Reed M. Synchronous presence of cellular angiofibroma and lipoma in vulvoinguinal region: A unique case report. *Am J Dermatopathol* 2009;31:468–71.

Dai LP, Zhao S, Yan CB. Cellular angiofibroma of vulva: Report of a case. *Zhonghua Bing Li Xue Za Zhi* 2009;38:847–8.

Isoda H, Kurokawa H, Kuroda M, Asakura T, Akai M, Sawada S, Nakagawa M, Shikata N. Fibroma of the vulva. *Comput Med Imaging Graph* 2002;26:139–42.

Kamble SN, Sambarey PW. Benign fibrous histiocytoma of vulva: Rare case. *J Obstet Gynaecol India* 2012;62:85–6.

Liu X, Ma YQ, Wang J. Prepubertal-type vulva fibroma: A clinicopathological study of two cases. *Zhonghua Bing Li Xue Za Zhi* 2010;39:40–3.

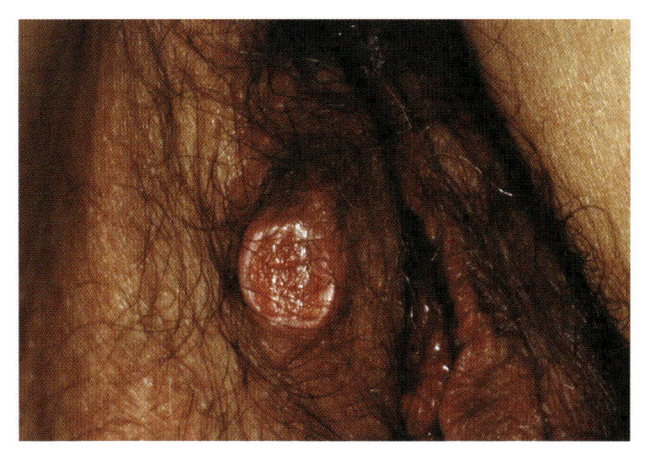

FIGURA 9.1.13 Nódulo arredondado e de coloração marrom: hidradenoma papilífero.

9.1.6 Hidradenoma Papilífero

Aspecto clínico: O tumor, que tem cerca de 1 cm de tamanho, geralmente aparece como um nódulo indolor, macio, móvel, cor da pele ou em tons de marrom, frequentemente localizado nos grandes lábios (Figura 9.1.13).

Definição: É uma neoplasia cutânea benigna, que ocorre principalmente na região anogenital das mulheres adultas.

Etiologia: É um adenoma com diferenciação apócrina, de causa desconhecida.

Epidemiologia: É desconhecida.

Evolução clínica: A evolução clínica apresenta um crescimento continuado, e raramente o aumento de tamanho se torna visível. Ele pode-se tornar ulcerado ou infectado. Uma degeneração maligna é extremamente rara.

Diagnóstico: O diagnóstico é feito por biópsia.

Diagnóstico diferencial: Siringocistadenoma papilífero, adenocarcinoma e cisto da mucosa vestibular.

Terapia: Se o tumor for assintomático, não é necessário tratamento; em caso de lesão sintomática, é recomendada a cirurgia.

Bibliografia

Duhan N, Kalra R, Singh S, Rajotia N. Hidradenoma papilliferum of the vulva: Case report and review of literature. *Arch Gynecol Obstet* 2011;284:1015–7.

Veeranna S, Vijaya. Solitary nodule over the labia majora. Hidradenoma papilliferum. *Indian J Dermatol Venereol Leprol* 2009;75:327–8.

Virgili A, Marzola A, Corazza M. Vulvar hidradenoma papilliferum. A review of 10.5 years' experience. *J Reprod Med* 2000;45:616–8.

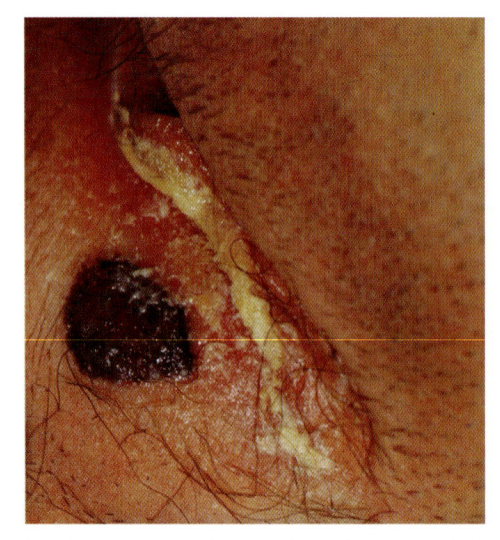

FIGURA 9.1.14 Nódulo endurado e intensamente pigmentado: melanoma nodular.

9.1.7 Melanoma Nodular

Aspecto clínico: Apresenta-se como um nódulo pigmentado, geralmente com 0,5 a 1,0 cm de tamanho, de crescimento rápido. Pode ser ulcerado e sangrar facilmente (Figura 9.1.14).

Definição: É um tumor maligno derivado dos melanócitos. O melanoma nodular vaginal é uma forma rara de melanoma não cutâneo.

Etiologia: Ainda é desconhecida. Os melanomas podem-se desenvolver no local de uma lesão precursora anterior, ou próximo dele, ou até em pele de aparência normal. Os possíveis precursores do melanoma podem ser um nevo adquirido comum, displásico ou congênito, e também nevos celulares azuis; entretanto, na maioria dos casos, seu risco de transformação maligna é baixo.

Epidemiologia: Ele é raro, com uma incidência de aproximadamente 0,1 a 0,2 por 1.000.000 mulheres. A média de idade de ocorrência é de 69 anos (mais comumente, entre 60 e 70 anos de idade).

Evolução clínica: O estado dos linfonodos é o maior indicador de prognóstico dos melanomas vulvar e cutâneo. A ulceração e a espessura do tumor da lesão primária são os outros fatores prognósticos importantes. Isto está associado a um prognóstico muito ruim, em que uma sobrevivência de 5 anos é rara.

Diagnóstico: É clínico e histopatológico.

Diagnóstico diferencial: Nevo melanocítico, carcinoma nodular das células basais pigmentadas, papulose bowenoide, ceratose seborreica, granuloma piogênico e endometriose.

Terapia: O tratamento de escolha continua sendo a excisão cirúrgica completa. Às vezes, a cirurgia é combinada com quimioterapia.

Bibliografia

Oiso N, Yoshida M, Kawara S, Kawada A. Amelanotic vulvar melanoma with intratumor histological heterogeneity. *J Dermatol* 2010;37:537–41.

Sharma R, Jain S. Nodular vulvar melanoma: A rare tumor with worse prognosis. *J Obstet Gynaecol India* 2012;62:87–8.

Virgili A, Zampino MR, Corazza M. Primary vulvar melanoma with satellite metastasis: Dermoscopic findings. *Dermatology* 2004;208:145–8.

10
Cistos

Francesco Lacarrubba ▪ Ivano Luppino ▪ Maria Rita Nasca

10.1 Cistos

10.1.1 Cisto da Mucosa Vestibular

Aspecto clínico: A forma clássica de apresentação é de um cisto arredondado, em forma de cúpula, liso, lustroso, às vezes, de coloração azulada, com até 1 cm de diâmetro, situado no orifício vaginal ou nos pequenos lábios e que não apresenta nenhuma sintomatologia (Figuras 10.1.1 e 10.1.2).

Definição: É um cisto simples, localizado no vestíbulo vulvar e revestido por um epitélio secretor de muco.

Etiologia: Pode ocorrer em razão da obstrução das glândulas vestibulares menores ou podem-se desenvolver a partir do epitélio do *sinus* urogenital ou dos remanescentes do ducto mesonéfrico.

Epidemiologia: Não é raro. Frequentemente, estes cistos são vistos no exame pélvico de rotina.

Evolução clínica: Pode ocorrer um aumento progressivo, com crescimento e redução durante vários meses. Se infectar, ele pode-se tornar doloroso. Os cistos de grande volume podem causar sintomas obstrutivos.

Diagnóstico: É clínico e histopatológico.

Diagnóstico diferencial: Hidradenoma papilífero, lipoma, leiomioma e endometriose.

Terapia: O tratamento consiste na excisão simples, sendo recomendado para pacientes sintomáticos.

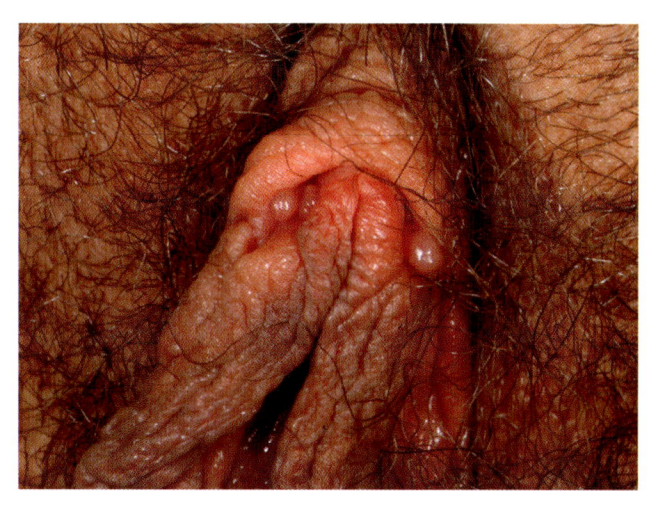

FIGURA 10.1.1 Múltiplas lesões lisas e em forma de cúpula: cistos da mucosa vestibular.

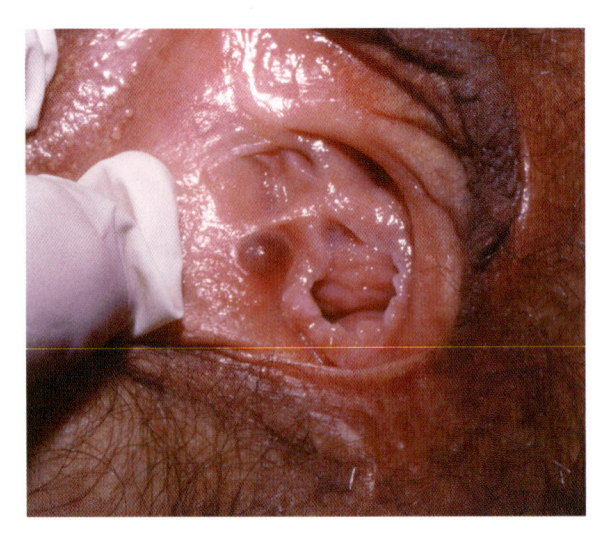

FIGURA 10.1.2 Lesão purpúrea, arredondada e lustrosa: cisto da mucosa vestibular.

Bibliografia
Hood AF, Lumadue J. Benign vulvar tumors. *Dermatol Clin* 1992;10:371–85.

10.1.2 Cisto de Inclusão Epidérmica

Aspecto clínico: É mais frequentemente observado nos grandes lábios, mas pode ser encontrado nos pequenos lábios ou em outras regiões da vulva. Apresenta-se em forma de nódulos subcutâneos, únicos ou múltiplos, tipicamente redondos, bem circunscritos, firmes e móveis, variando de 2 a 3 mm até 1 a 2 cm (Figuras 10.1.3 a 10.1.6). O epitélio que o recobre apresenta-se liso, de coloração amarelada e frequentemente apresenta um orifício, preenchido por ceratina.

Definição: É uma estrutura arredondada, contendo *debris* de ceratina, que se formam em razão da proliferação benigna dos ceratinócitos epidérmicos ou foliculares, situados nas camadas mais externas da pele, resultando na formação e na distensão de um cisto.

Etiologia: Pode ser uma complicação tardia de uma cirurgia genital feminina tradicional, pode ocorrer como resultado de um traumatismo cutâneo ou de uma obstrução de um ducto pilossebáceo.

Epidemiologia: É o cisto genital feminino mais comum.

Evolução clínica: Esta lesão é assintomática, a menos que ocorra uma ruptura. Neste caso, pode ocorrer uma infecção sobreposta, e o cisto pode-se tornar muito doloroso.

Diagnóstico: O diagnóstico é clínico e pode ser confirmado por biópsia.

Diagnóstico diferencial: Hidradenoma papilífero, lipoma, fibroma, leiomioma e endometriose.

Terapia: Os cistos assintomáticos não precisam de tratamento. Os sintomáticos são removidos cirurgicamente, mas os cistos complicados por infecção e reação inflamatória não devem ser excisados e devem receber tratamento imediato com antibióticos.

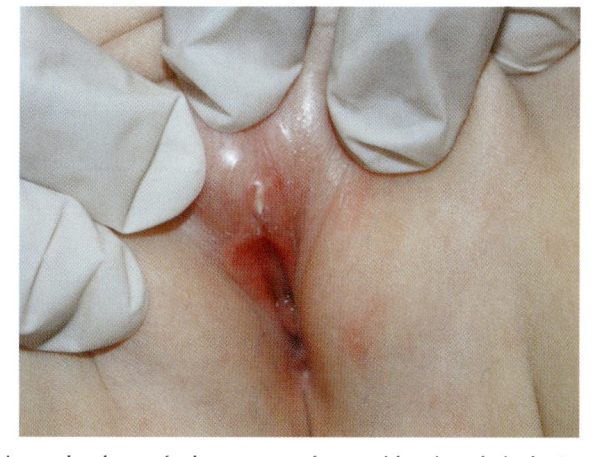

FIGURA 10.1.3 Lesão única, redonda e móvel, em um recém-nascido: cisto de inclusão epidérmica.

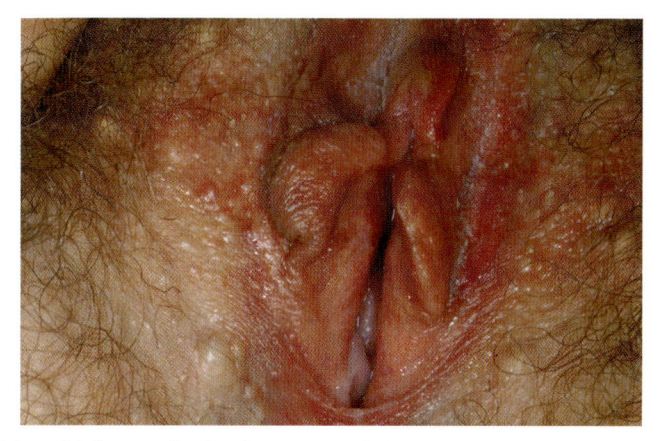

FIGURA 10.1.4 Múltiplos nódulos espalhados, lisos e amarelados: cistos de inclusão epidérmica.

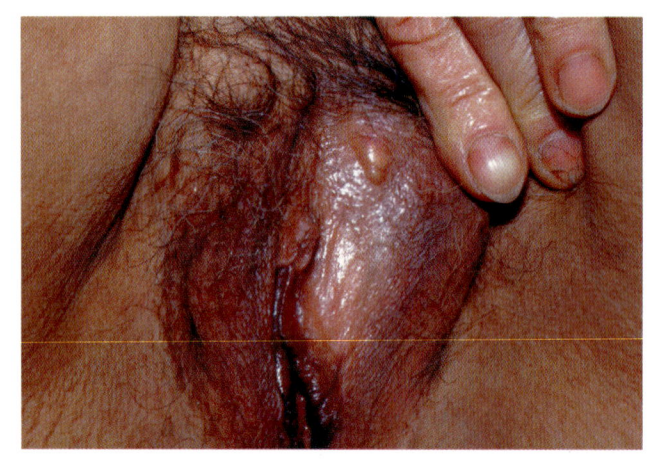

FIGURA 10.1.5 Cisto de inclusão epidérmica na face interna do grande lábio esquerdo.

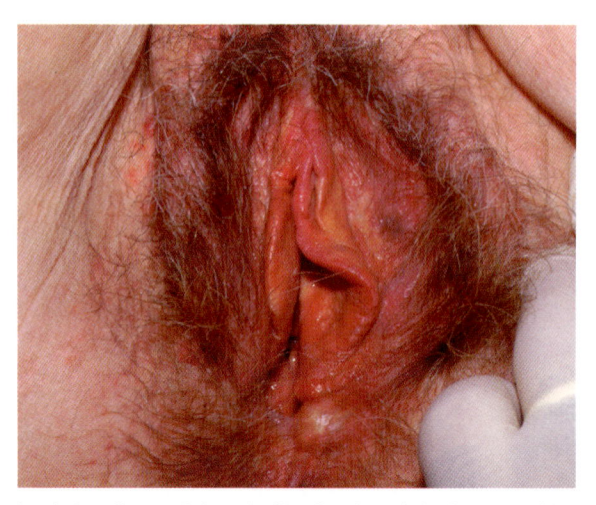

FIGURA 10.1.6 Cisto arredondado e liso, próximo da fúrcula: cisto de inclusão epidérmica.

Bibliografia

Apostolis CA, Von Bargen EC, DiSciullo AJ. Atypical presentation of a vaginal epithelial inclusion cyst. *J Minim Invasive Gynecol* 2012;19:654–7.

Hood AF, Lumadue J. Benign vulvar tumors. *Dermatol Clin* 1992;10:371–85.

Kondi-Pafiti A, Grapsa D, Papakonstantinou K, Kairi-Vassilatou E, Xasiakos D. Vaginal cysts: A common pathologic entity revisited. *Clin Exp Obstet Gynecol* 2008;35:41–4.

Kroll GL, Miller L. Vulvar epithelial inclusion cyst as a late complication of childhood female traditional genital surgery. *Am J Obstet Gynecol* 2000;183:509–10.

11
Úlceras

Pompeo Donofrio ▪ Paola Donofrio ▪ Giuseppe Micali

11.1 Úlceras

11.1.1 Cancroide

Aspecto clínico: A expressão completa da doença se caracteriza por uma úlcera extremamente dolorosa, com 1 a 2 cm de diâmetro, com bordas bem marcadas e margens irregulares (Figura 11.1.1). Frequentemente as úlceras são múltiplas, macias, cobertas com um material cinzento, e podem ser superficiais ou profundas. Em aproximadamente 50% dos pacientes ocorre adenopatia inguinal inflamatória, geralmente unilateral.

Definição: O cancroide é uma infecção sexualmente transmitida, caracterizada por ulcerações genitais necrosantes, que podem ser acompanhadas por linfadenite inguinal.

Etiologia: É causado pelo *Haemophilus ducreyi*, um pequeno bacilo anaeróbico facultativo, Gram-positivo, transmitido sexualmente ou pelo contato direto com as lesões purulentas.

Epidemiologia: É frequente na África, no Caribe e no sudeste da Ásia. Ocorre esporadicamente nos países desenvolvidos, geralmente em regiões metropolitanas, associado ao comércio sexual, envolvendo indivíduos que retornam dos países endêmicos.

Evolução clínica: Na fase inicial podem ser observadas no local da inoculação (vulva, cérvice e área perianal) pápulas inflamatórias pequenas e macias que logo se transformam em pústulas. Em poucos dias, estas lesões sofrem erosão e formam úlceras típicas. A linfadenite inguinal desenvolve-se 1 a 2 semanas após o início do processo. Sem tratamento, as úlceras podem persistir durante semanas ou meses antes da cura espontânea.

Diagnóstico: A combinação entre a avaliação clínica e a cultura microbiológica é o "padrão ouro" para o diagnóstico do cancroide. A avaliação de outras doenças sexualmente transmissíveis (STDs), como sífilis, gonorreia, clamídia e HIV, deve ser feita sempre que possível.

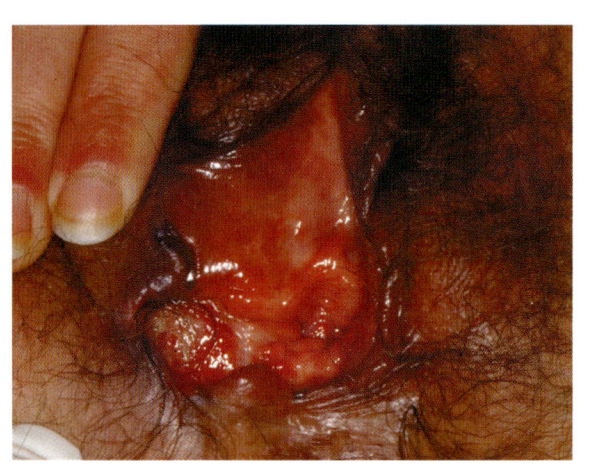

FIGURA 11.1.1 Úlcera dolorosa e macia, com bordas maldefinidas: cancroide.

Diagnóstico diferencial: Linfogranuloma venéreo, granuloma inguinal, herpes simples e sífilis.

Terapia: O tratamento com antibióticos orais, incluindo a eritromicina, azitromicina, ceftriaxona e ciprofloxacina, geralmente é eficaz.

Bibliografia

Hammond GW, Slutchuk M, Scatliff J, Sherman E, Wilt JC, Ronald AR. Epidemiologic, clinical, laboratory, and therapeutic features of an urban outbreak of chancroid in North America. *Rev Infect Dis* 1980;2:867–79.

Kemp M, Christensen JJ, Lautenschlager S, Kemp M, Christensen JJ, Lautenschlager S, Vall-Mayans M, Moi H. European guideline for the management of chancroid, 2011. *Int J STD AIDS* 2011;22:241–4.

Lewis DA. Chancroid: Clinical manifestations, diagnosis, and management. *Sex Transm Infect* 2003;79:68–71.

Lewis DA. Diagnostic tests for chancroid. *Sex Transm Infect* 2000;76:137–41.

Roett MA, Mayor MT, Uduhiri KA. Diagnosis and management of genital ulcers. *Am Fam Physician* 2012;85:254–62.

Schmid GP. Treatment of chancroid, 1997. *Clin Infect Dis* 1999;28:S14–20.

11.1.2 Granuloma Inguinal

Aspecto clínico: As características clínicas podem variar de acordo com a fase da doença. A lesão inicial é uma pápula ou nódulo, que surge no local da inoculação entre 8 dias e 12 semanas após o contato sexual com um parceiro infectado. Em mulheres, os pontos mais frequentemente afetados são os pequenos lábios, o púbis, a fúrcula e a cérvice. As lesões iniciais são eritematosas, macias, frequentemente pruriginosas e eventualmente sofrem erosão, formando grandes úlceras supurativas, "cor de carne", indolores, com odor fétido, friáveis. A base das úlceras é limpa e friável, e as margens são bem marcadas, elevadas e serpiginosas (Figura 11.1.2). As úlceras, que comumente são observadas nas dobras de pele, podem ser dolorosas ou indolores e aumentam de forma centrífuga, formando granulomas subcutâneos, geralmente sem envolvimento de linfonodos. Mais raramente, pode ocorrer uma reação proliferativa, com formação de grandes massas vegetantes, hipertróficas ou verrucosas, que podem-se assemelhar a verrugas genitais. As úlceras secas podem evoluir para placas cicatriciais e associarem-se a linfedema e tumefações.

Definição: É uma doença crônica, sexualmente transmitida, que se apresenta com lesões ulcerativas e localmente destrutivas. Granuloma venéreo e donovanose são sinônimos do granuloma inguinal.

Etiologia: O agente causador é a *Klebsiella granulomatis*, um bacilo pleomórfico, Gram-negativo, anteriormente conhecido como *Calymmatobacterium granulomatis* que, hipoteticamente, apresenta baixa capacidade infecciosa, porque frequentemente são necessárias exposições repetidas para que a infecção clínica ocorra.

Epidemiologia: Esta infecção é endêmica nas regiões tropicais e subtropicais (Nova Guiné ocidental, Caribe, sul da Índia, sul da África, sudeste da Ásia, Austrália e Brasil), mas é muito rara em climas temperados (Europa e América do Norte). É mais comumente observada em indivíduos sexualmente ativos, na faixa dos 20 a 40 anos de idade.

Evolução clínica: A infecção secundária é comum e aumenta o desconforto do paciente. Pode ocorrer disseminação sistêmica com febre, mal-estar, anemia e perda de peso. Nas últimas fases da doença, uma complicação frequente, causada pela lesão linfática, é o edema dos genitais externos similar à elefantíase. Também é relatado um aumento do risco de desenvolvimento de carcinoma de células escamosas.

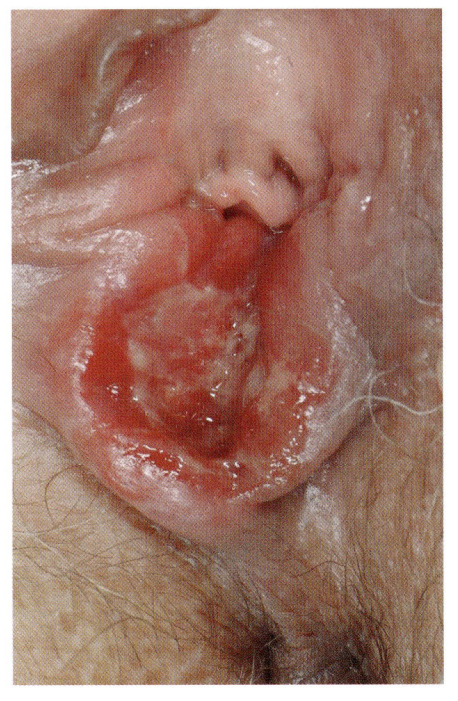

FIGURA 11.1.2 Úlcera grande, vermelha, macia, com bordas enroladas: granuloma inguinal. (Cortesia do Professor Marco Cusini.)

Diagnóstico: O diagnóstico é clínico e confirmado por um esfregaço de tecido da lesão com coloração de Giemsa ou de Wright, demonstrando corpos de Donovan intracitoplasmáticos (que se assemelham a alfinetes de segurança) nas células mononucleadas. Biópsia com coloração prata, de Warthin-Starry e métodos de PCR também podem ser usados.

Diagnóstico diferencial: Cancroide, linfogranuloma venéreo, herpes simples, sífilis e hidradenite supurativa.

Terapia: O tratamento recomendado é feito com antibióticos orais, como a eritromicina, azitromicina, estreptomicina, tetraciclina ou doxiciclina, durante pelo menos 3 semanas ou com ampicilina durante 12 semanas. Os tratamentos alternativos incluem trimetoprim-sulfametoxazol e ciproflaxina. Normalmente, a infecção começa a diminuir após uma semana de tratamento, mas deve ser seguido o período completo do tratamento, para minimizar a possibilidade de recidiva.

Bibliografia

Barroso LF, Wispelwey B. Donovanosis presenting as a pelvic mass mimicking ovarian cancer. *South Med J* 2009;102:104–5.
Bezerra SM, Jardim MM, Silva VB. Granuloma inguinale (donovanosis). *An Bras Dermatol* 2011;86:585–6.
O'Farrell N, Moi H; IUSTI/WHO European STD Guidelines Editorial Board. European guideline for the management of donovanosis, 2010. *Int J STD AIDS* 2010;21:609–10.
Roett MA, Mayor MT, Uduhiri KA. Diagnosis and management of genital ulcers. *Am Fam Physician* 2012;85:254–62.
Taneja S, Jena A, Tangri R, Sekhon R. Case report. MR appearance of cervical donovanosis mimicking carcinoma of the cervix. *Br J Radiol* 2008;81:e170–2.
Velho PE, Souza EM, Belda Junior W. Donovanosis. *Braz J Infect Dis* 2008;12:521–5.

11.1.3 Aftose e Doença de Behçet

Aspecto clínico: As lesões vulvares ocorrem como úlceras superficiais, únicas ou múltiplas, redondas ou ovaladas (diâmetro de 1 mm a 3 cm), com margens bem definidas e eritematosas e cobertas por fibrina (Figuras 11.1.3 a 11.1.5). Como nas úlceras orais, as aftas vulvares também são muito dolorosas. Na aftose, eventualmente são referidos febre e mal-estar, na doença de Behçet (BD) esses sintomas são uma regra.

Definição: A aftose é uma condição inflamatória benigna, crônica e recidivante, caracterizada por cancros únicos ou múltiplos, localizados na mucosa oral ou genital, que cicatrizam espontaneamente. As lesões orais e genitais podem coexistir, e essa condição é denominada aftose maior ou aftose bipolar. Na BD, foram observados vários sintomas multissistêmicos por causa do envolvimento dos olhos (uveíte posterior), das articulações (artrite e sinovite) e do sistema nervoso central (meningoencefalite). Outras manifestações podem incluir o envolvimento gastrointestinal, lesões cutâneas acneiformes e tromboflebite.

Etiologia: A causa é desconhecida. Uma resposta imune mediada por Th1 foi proposta como um fator envolvido na patogênese. Fatores genéticos e fatores psicológicos também foram considerados.

Epidemiologia: A aftose genital não é tão frequente quanto a da mucosa oral, mas não há dados epidemiológicos precisos. A incidência da BD foi estimada em 0,2 a 1,0 por 100.000. Ela é descrita na Europa e na América do Norte (BD "ocidental") e no Japão (BD "oriental"). A BD "ocidental" é mais

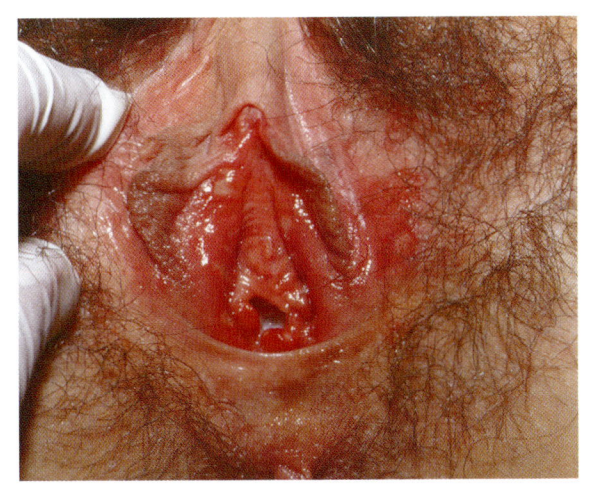

FIGURA 11.1.3 Úlceras superficiais, cobertas por fibrina e com margens eritematosas elevadas e bem definidas: aftose.

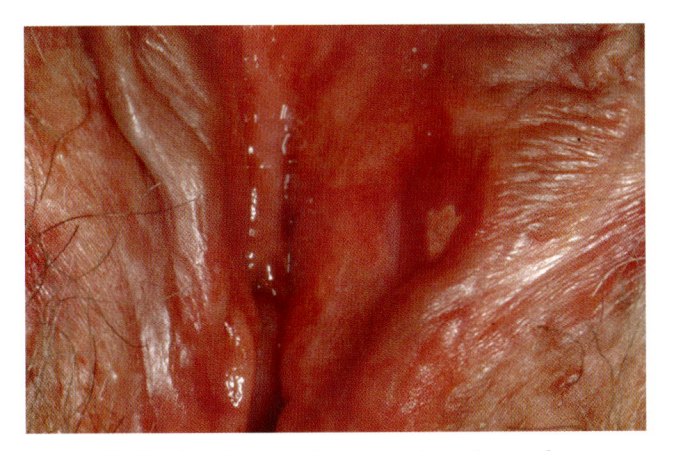

FIGURA 11.1.4 Úlcera esbranquiçada, elevada, com eritematose circundante: aftose.

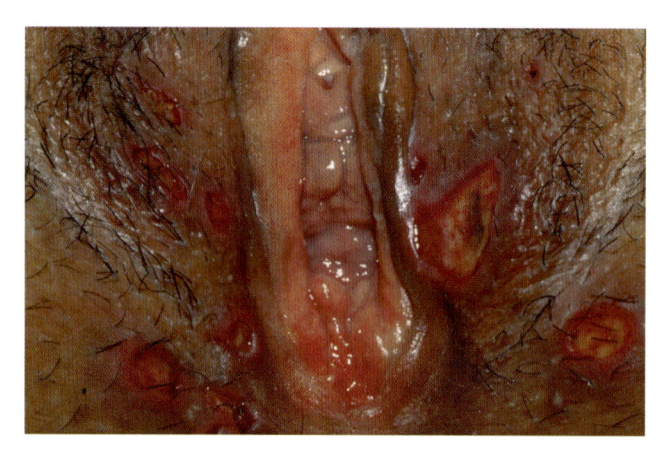

FIGURA 11.1.5 Lesões múltiplas: aftose.

frequente em mulheres e se apresenta com ulcerações orais e genitais, sendo menos grave. A BD "oriental" é mais comum em homens e frequentemente se apresenta como um distúrbio do sistema nervoso central e com lesões oculares.

Evolução clínica: A evolução clínica é tipicamente recorrente. As cicatrizes não são comuns. Mas algumas publicações mostram uma frequência alta.

Diagnóstico: As características clínicas e o histórico médico pregresso geralmente permitem o diagnóstico. O diagnóstico de BD deve estar em estrito acordo com os critérios internacionais deste diagnóstico.

Diagnóstico diferencial: Herpes simples, cancroide, granuloma inguinal, sífilis, linfogranuloma venéreo, doença de Crohn, tuberculose e ulceração vulvar idiopática.

Terapia: O tratamento é feito com corticosteroides tópicos e sistêmicos. Outras medicações, só utilizadas em pacientes selecionados por doença refratária, incluem a colchicina, pentoxifilina, levamisol, dapsona, talidomida, imunossupressores e agentes biológicos.

Bibliografia

Behçet H, Matteson EL. On relapsing, aphthous ulcers of the mouth, eye and genitalia caused by a virus. 1937. *Clin Exp Rheumatol* 2010;28:S2–5.

Hatemi G, Seyahi E, Fresko I, Hamuryudan V. Behçet's syndrome: A critical digest of the recent literature. *Clin Exp Rheumatol* 2012;30:S80–9.

Liu C, Zhou Z, Liu G, Wang Q, Chen J, Wang L, Zhou Y et al. Efficacy and safety of dexamethasone ointment on recurrent aphthous ulceration. *Am J Med* 2012;125:292–301.

Mohammad A, Mandl T, Sturfelt G, Segelmark M. Incidence, prevalence and clinical characteristics of Behcet's disease in southern Sweden. *Rheumatology* 2013;52:304–10.

O'Neill ID. Efficacy of tumour necrosis factor-α antagonists in aphthous ulceration: Review of published individual patient data. *J Eur Acad Dermatol Venereol* 2012;26:231–5.

11.1.4 Pioderma Gangrenoso

Aspecto clínico: As lesões vulvares são observadas ocasionalmente, como nódulos ou pústulas profundas e dolorosas (Figura 11.1.6), que logo drenam um material purulento, formando uma úlcera grande, irregular, com margens maldefinidas, de cor purpúrea e base necrótica. Apresenta um aumento gradual e frequentemente pústulas satélites.

Definição: É uma dermatose inflamatória neutrofílica, com manifestações clínicas diferenciadas.

Etiologia: A etiologia é desconhecida, mas, provavelmente, envolve alterações de imunidade, como é sugerido por sua frequente associação a doenças autoimunes sistêmicas (p. ex., doença de Crohn, artrite e gamopatia monoclonal). Tem sido proposta a hipótese de que defeitos nas respostas imunológicas humorais e mediadas por células e a disfunção neutrofílica (fagocitose defeituosa) desempenhem algum papel na etiologia.

Epidemiologia: É rara a sua ocorrência na vulva e há poucos casos descritos na literatura, na maioria dos quais há associação a uma doença subjacente.

Evolução clínica: Em 50% dos casos, está associado a uma doença sistêmica subjacente, especialmente com doenças inflamatórias intestinais, poliartrite e transtornos mieloproliferativos.

Diagnóstico: Atualmente, o diagnóstico é com base na avaliação clínica do paciente, pois não existem achados específicos para o diagnóstico histopatológico. A biópsia é essencial para o correto diagnóstico e manejo do pioderma gangrenoso.

Diagnóstico diferencial: Infecções bacterianas e micobacterianas, herpes ulcerativo crônico, sífilis terciária, gangrena, úlceras tropicais e micoses profundas.

Terapia: O tratamento está baseado no uso de corticosteroides tópicos em altas doses, mas a ciclosporina também demonstrou resultados promissores. Existem referências com resultados limitados, mostrando a ação de outros fármacos, como a dapsona, sulfapiridina, sulfassalazina, clofazimina, azatioprina, ciclofosfamida, minociclina, esteroides intralesionais, clorambucil e oxigênio hiperbárico. O tacrolimo e o imiquimod tópicos constituem abordagens novas de tratamento, que podem ser de interesse. O tratamento cirúrgico, com desbridamento da úlcera, pode exacerbar a condição, e os enxertos de pele são rejeitados com frequência. O tratamento efetivo do transtorno subjacente frequentemente parece resultar em melhora.

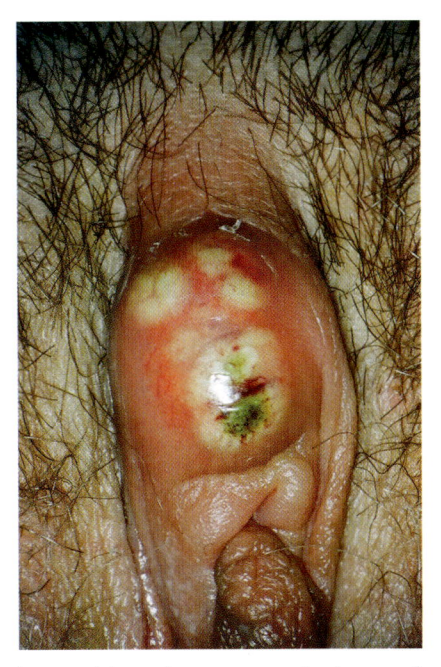

FIGURA 11.1.6 Coleção dolorosa de material purulento, prenunciando uma ulceração altamente necrótica: pioderma gangrenoso.

Bibliografia

Bhat RM. Management of pyoderma gangrenosum: An update. *Indian J Dermatol Venereol Leprol* 2004;70:329–35.

Borum ML, Cannava M, Myrie-Williams C. Refractory disfiguring vulvar pyoderma gangrenosum and Crohn's disease. *Dig Dis Sci* 1998;43:720–2.

Garcovich S, Gatto A, Ferrara P, Garcovich A. Vulvar pyoderma gangrenosum in a child. *Pediatr Dermatol* 2009;26:629–31.

Reed BG, Shippey S, Kremp A, Belin E. Vulvar pyoderma gangrenosum originating from a healed obstetric laceration. *Obstet Gynecol* 2013;122:452–5.

Sau M, Hill NC. Pyoderma gangrenosum of the vulva. *BJOG* 2001;108:1197–8.

Sripathi H, Rao R, Prabhu S, Singh M. Pyoderma gangrenosum affecting the vulva. *Indian J Dermatol Venereol Leprol* 2008;74:506–8.

Wiwanitkit V. Vulvar pyoderma gangrenosum. *Pediatr Dermatol* 2010;27:319.

12

Alterações Pigmentares

Francesco Lacarrubba ▪ Aurora Tedeschi ▪ Giuseppe Micali

12.1 Alterações Pigmentares Não Melanocíticas

12.1.1 Eritrasma

Aspecto clínico: São manchas eritematosas, que podem tornar-se escamosas e de coloração marrom, que aparecem nas dobras da região inguinal e podem-se expandir para a região vulvar e parte interna das coxas (Figura 12.1.1). A região interglútea também pode ser afetada. Fricção e calor, juntamente com um ambiente úmido, podem favorecer a maceração e o desenvolvimento de prurido, mas, na maioria dos casos, o eritrasma é assintomático.

Definição: É uma infecção bacteriana da região inguinal.

Etiologia: O agente causador é a *Corynebacterium minutissimum*. Os fatores predisponentes incluem obesidade, diabetes, climas quente e úmido e sudorese profusa.

Epidemiologia: É relatada em todas as idades e em ambos os sexos, mas é mais frequente em adultos jovens.

Evolução clínica: A recorrência é frequente, especialmente em indivíduos que apresentam fatores predisponentes.

Diagnóstico: O diagnóstico clínico pode ser confirmado pela visualização da bactéria, que apresenta cor vermelho-coral com brilho fluorescente característico no exame à luz de Wood. Raramente é necessário fazer um esfregaço de pele para excluir outras condições.

Diagnóstico diferencial: Infecções fúngicas, eczema, intertrigo, psoríase inversa, dermatite seborreica e acantose *nigricans*.

Terapia: O tratamento com uso de antibióticos tópicos, como a eritromicina ou o ácido fusídico, em geral, é eficaz. O tratamento sistêmico pode ser preferível em casos refratários ou extensos.

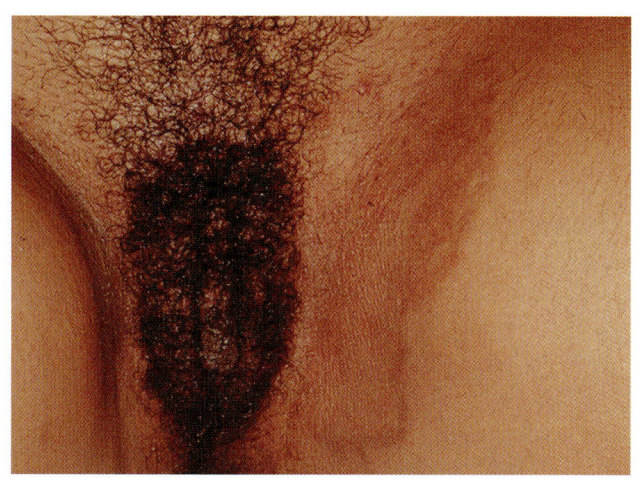

FIGURA 12.1.1 Mancha de eritema e hiperpigmentação, com margens nítidas e com descamação discreta, na região inguinocrural esquerda: eritrasma.

Bibliografia

Chodkiewicz HM, Cohen PR. Erythrasma: Successful treatment after single-dose clarithromycin. *Int J Dermatol* 2013;52:516–8.

Laube S. Skin infections and ageing. *Ageing Res Rev* 2004;3:69–89.

Laufer B, Beckmann MW, Bender HG, Buslau U. Current diagnosis and therapy of inflammatory vulvar diseases. *Gynakologe* 1993;26:247–56.

Mattox TF, Rutgers J, Yoshimori RN, Bhatia NN. Nonfluorescent erythrasma of the vulva. *Obstet Gynecol* 1993;81:862–4.

12.1.2 Equimoses/Púrpura/Hematomas

Aspecto clínico: Podem atingir os lábios vaginais e podem-se apresentar como manchas ou tumorações de coloração purpúrea ou azulada (Figuras 12.1.2 a 12.1.4). Pode ocorrer sangramento vaginal associado.

Definição: Equimoses, contusões e coleções de sangue parcialmente coagulado, na pele ou nas mucosas.

Etiologia: Geralmente, ocorrem após uma lesão traumática na região genital. Os traumatismos genitais, causados por acidentes mais comuns no sexo feminino, são as lesões que ocorrem por queda a cavaleiro sobre um objeto, com compressão dos tecidos moles da vulva contra os ossos da pelve.

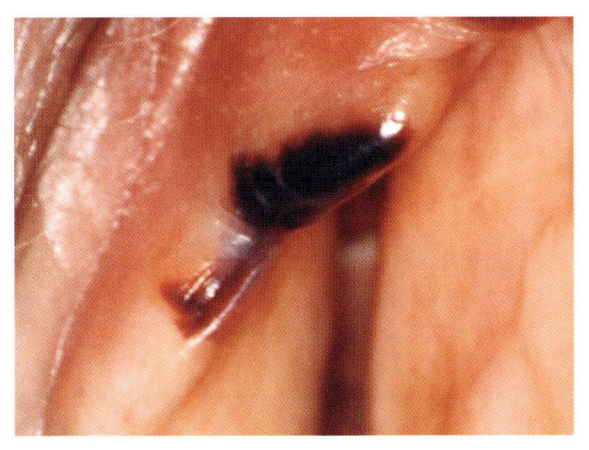

FIGURA 12.1.2 Detalhe de uma equimose que se apresenta como área de hiperpigmentação, de cor entre azulada e preta.

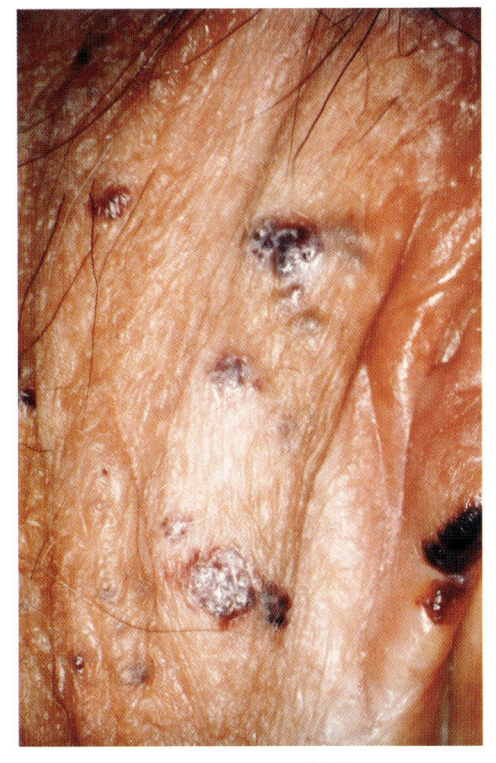

FIGURA 12.1.3 Equimoses múltiplas, semelhantes a angioceratomas.

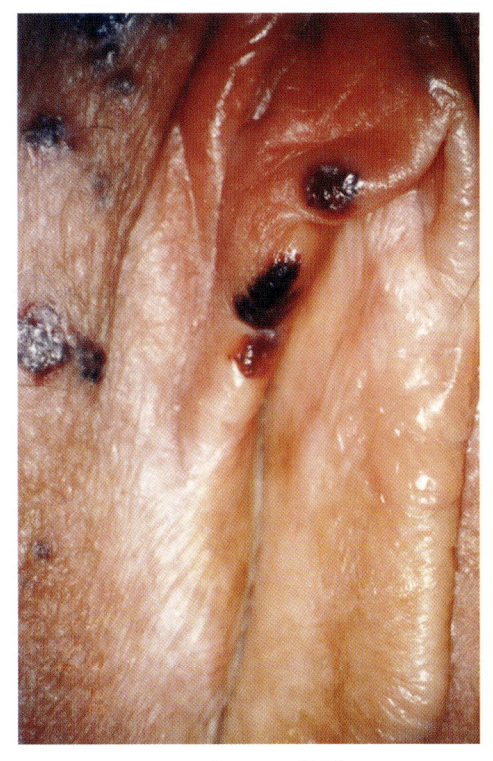

FIGURA 12.1.4 Equimoses múltiplas.

Epidemiologia: A maior parte dos casos relatados ocorre entre as idades de 2 a 6 anos.

Evolução clínica: Pode haver distúrbios da micção se ocorrer a formação de hematoma próximo à uretra.

Diagnóstico: É clínico.

Diagnóstico diferencial: Às vezes, as equimoses podem ser um sinal de abuso físico ou podem revelar um transtorno da coagulação ou fragilidade do epitélio. Estas lesões também podem imitar um angioceratoma.

Terapia: Hematomas pequenos não requerem tratamento. Mas, nos casos de traumatismo grave, é necessário realizar uma avaliação cuidadosa, pois pode ser preciso realizar algum procedimento cirúrgico para hemostasia.

Bibliografia

Dash S, Verghese J, Nizami DJ, Awasthi RT, Jaishi S, Sunil M. Severe haematoma of the vulva—A report of two cases and a clinical review. *Kathmandu Univ Med J (KUMJ)* 2006;4:228–31.

Machado-Linde F, Capel-Alemán A, Sánchez-Ferrer ML, Cascales-Campos P, Pérez-Carrión A, Ortiz-Vera C, Parrilla-Paricio JJ, Abad-Martínez L. Major post-traumatic non-obstetric large haematoma: Transarterial embolisation. *Eur J Obstet Gynecol Reprod Biol* 2011;154:118–9.

Okur MI, Yildirim AM, Köse R. Severe haematoma of the vulva and defloration caused by goring. *Eur J Obstet Gynecol Reprod Biol* 2005;119:250–2.

Virgili A, Bianchi A, Mollica G, Corazza M. Serious hematoma of the vulva from a bicycle accident. A case report. *J Reprod Med* 2000;45:662–4.

12.2 Alterações Pigmentares Melanocíticas

12.2.1 Hiperpigmentação Pós-Inflamatória

Aspecto clínico: Em geral, apresentam-se como manchas maculares irregulares, com margens maldefinidas e mostra uma hiperpigmentação irregular, e coloração que varia da marrom-clara a marrom intensa (Figuras 12.2.1 e 12.2.2).

Definição: É o aumento da pigmentação por acúmulo de melanina na derme, que ocorre após um processo inflamatório.

Etiologia: Pode ser causada pelo uso de medicamentos (fase final de uma erupção causada por drogas) ou por outros distúrbios dermatológicos localizados na vulva, como líquen plano, lúpus eritematoso discoide e psoríase.

Epidemiologia: É comum.

Evolução clínica: O clareamento dessas áreas pode demorar um longo tempo e ocorrer no período de 6 a 12 meses, especialmente em pessoas de pele escura.

Diagnóstico: É clínico.

Diagnóstico diferencial: Melanose vulvar benigna e neoplasia vulvar intraepitelial (carcinoma *in situ* ou eritroplasia).

Terapia: O tratamento, em geral, é prolongado, e a melhora tende a ser difícil. É melhor evitar o tratamento na área genital.

Bibliografia

Rock B. Pigmented lesions of the vulva. *Dermatol Clin* 1992;10:361–70.
Ronger-Savle S, Julien V, Duru G, Raudrant D, Dalle S, Thomas L. Features of pigmented vulval lesions on dermoscopy. *Br J Dermatol* 2011;164:54–61.

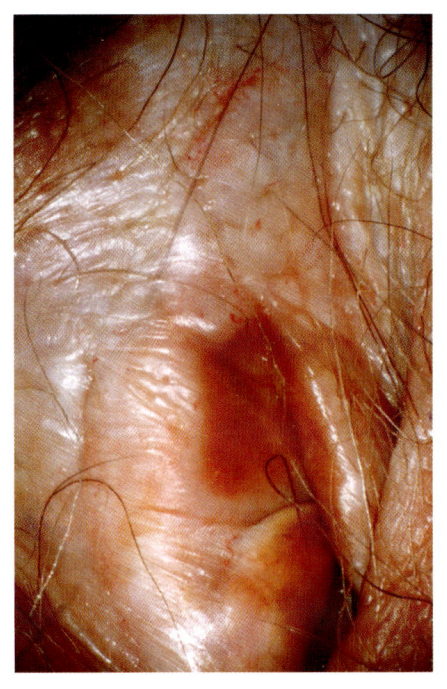

FIGURA 12.2.1 Máculas marrom-avermelhadas, com margens maldefinidas: hiperpigmentação pós-inflamatória.

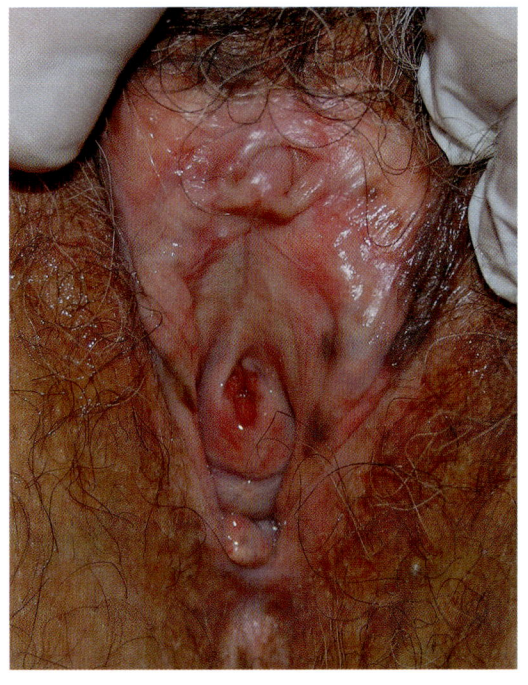

FIGURA 12.2.2 Máculas de cor marrom discreta, com margens maldefinidas: hiperpigmentação pós-inflamatória.

12.2.2 Lentigo Simples, Melanose Vulvar Benigna e Lentiginose

Aspecto clínico: Podem ser encontrados em qualquer região da pele ou da mucosa vulvar, manifestam-se na forma de máculas lisas com pigmentação uniforme ou irregular e coloração marrom-escura ou acastanhada, com bordas bem definidas ou, às vezes, denteadas e irregulares (Figuras 12.2.3 a 12.2.8).

Definição: São manchas hiperpigmentadas que ocorrem em razão de uma hiperplasia melanocítica epidérmica benigna. Podem apresentar menos de 4 mm de diâmetro (lentigo simples), ou podem ser maiores (melanose vulvar). Às vezes, podem ocorrer lesões múltiplas (lentiginose), em um quadro de transtorno congênito ou hereditário. (Por exemplo, nas síndromes de Peutz-Jeghers e de LEOPARD, ou no mosaicismo somático).

Etiologia: Ocorrem por acúmulo de melanina no ceratinócito e por aumento discreto no número de melanócitos normais, de causa desconhecida.

Epidemiologia: São observados mais frequentemente em adultos.

Evolução clínica: É benigno (a atipia é rara). Os lentigos podem existir como lesões isoladas ou podem estar associados a algumas síndromes.

Diagnóstico: É com base na aparência clínica. A videodermatoscopia é um método não invasivo que pode ser útil para o diagnóstico e acompanhamento dessas lesões. Quando o diagnóstico diferencial com nevos ou melanomas for difícil, é necessário fazer a histologia. No caso de lesões grandes, podem ser necessárias várias biópsias.

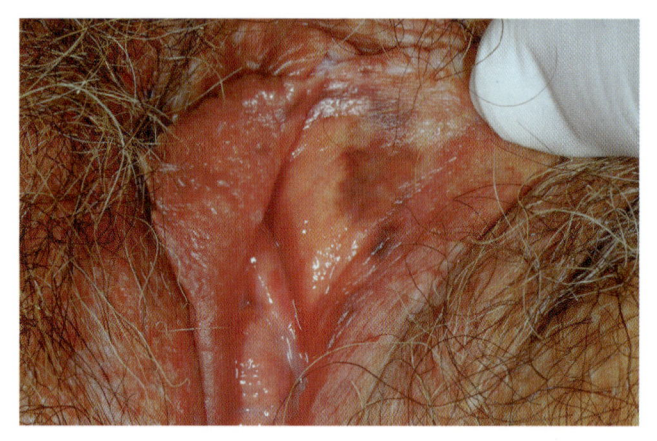

FIGURA 12.2.3 Máculas de cor marrom discreta, com pigmentação irregular, com bordas denteadas e irregulares: lentigo simples.

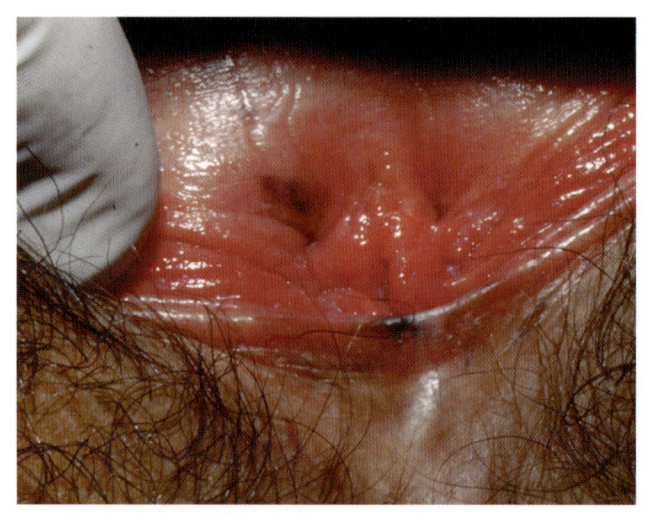

FIGURA 12.2.4 Mácula lisa e pigmentada, com bordas bem definidas: lentigo simples.

Alterações Pigmentares 175

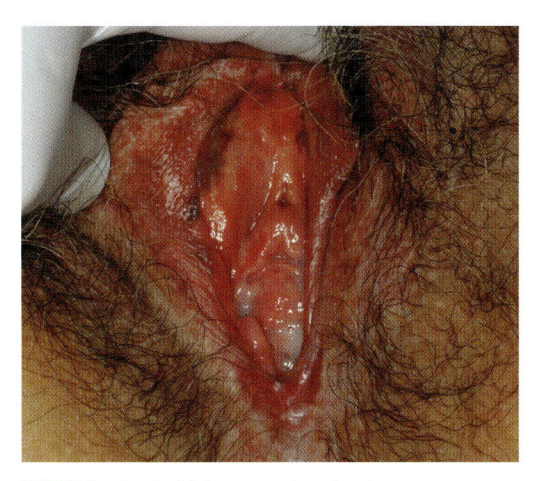

FIGURA 12.2.5 Melanose vulvar benigna.

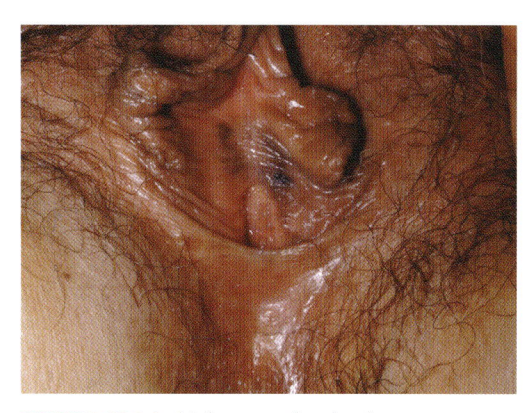

FIGURA 12.2.6 Melanose vulvar benigna.

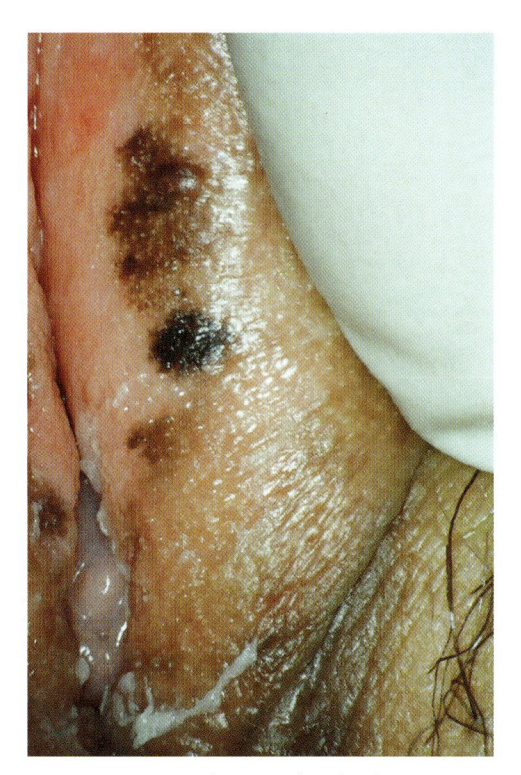

FIGURA 12.2.7 Melanose vulvar benigna.

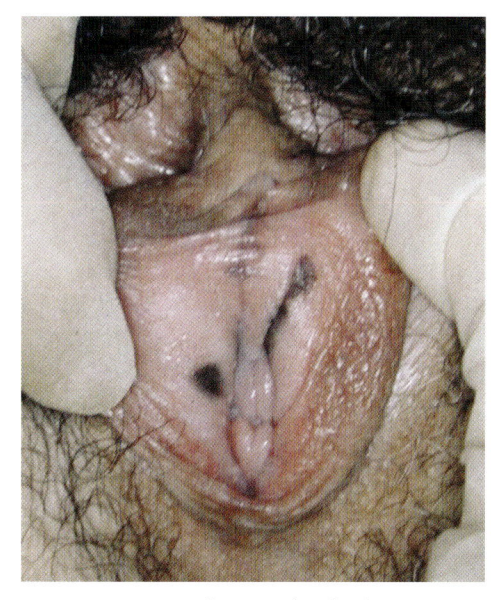

FIGURA 12.2.8 Melanose vulvar benigna.

Diagnóstico diferencial: Hiperpigmentação pós-inflamatória, nevo melanocítico, melanoma maligno, carcinoma de células basais pigmentadas. No caso de lentiginose, é importante excluir a síndrome de Peutz-Jeghers, a síndrome de LEOPARD, e as manchas café com leite da região inguinal podem estar associadas à neurofibromatose.

Terapia: Não existe indicação para tratamento, mas deve ser feito o acompanhamento clínico. Quando houver indicação clínica, a excisão imediata deve ser realizada.

Bibliografia

Barnhill RL, Albert LS, Shama SK, Goldenhersh MA, Rhodes AR, Sober AJ. Genital lentiginosis: A clinical and histopathologic study. *J Am Acad Dermatol* 1990;22:453–60.

Ferrari A, Buccini P, Covello R, De Simone P, Silipo V, Mariani G, Eibenschutz L, Mariani L, Catricalà C. The ringlike pattern in vulvar melanosis: A new dermoscopic clue for diagnosis. *Arch Dermatol* 2008;144:1030–4.

Ferrari A, Zalaudek I, Argenziano G, Buccini P, De Simone P, Silipo V, Eibenschutz L *et al.* Dermoscopy of pigmented lesions of the vulva: A retrospective morphological study. *Dermatology* 2011;222:157–66.

Oliveira A, Lobo I, Selores M. Asymptomatic vulvar pigmentation. *Clin Exp Dermatol* 2011;36:921–2.

Rock B. Pigmented lesions of the vulva. *Dermatol Clin* 1992;10:361–70.

13

Prurido

Giuseppe Micali ▪ Anna Elisa Verzì ▪ Francesco Lacarruba

13.1 Prurido com ou sem Escoriações/Fissuras

13.1.1 Escabiose

Aspecto clínico: Caracteriza-se pelo prurido persistente, tipicamente mais intenso à noite, por marcas de arranhões na pele e pela presença patognomônica de ninhos intraepidérmicos (cunículos) formados pelas fêmeas para depositar os ovos. Podem ser vistos como elevações superficiais serpiginosas, acinzentadas e filamentosas com 2 a 10 mm de comprimento. Os sítios mais frequentemente infestados incluem as regiões flexoras dos punhos, os espaços interdigitais das mãos, o dorso dos pés, axilas, cotovelos, cintura, nádegas e região genital. Outros achados clínicos incluem a presença de pequenas pápulas, vesículas e nódulos avermelhados, que correspondem à reação inflamatória granulomatosa das lesões em processo de cura e que são especialmente comuns na genitália masculina (escabiose nodular) (Figura 13.1.1).

Definição: A escabiose é uma ectoparasitose cutânea altamente contagiosa.

Etiologia: Ela é causada pelo ácaro *Sarcoptes scabiei hominis*. Os ácaros são atraídos pelo calor e odor dos humanos. As fêmeas grávidas perfuram o estrato córneo da epiderme, criando pequenos túneis filamentosos (os cunículos) onde depositam seus ovos. Os ovos eclodem após 3 a 4 dias, e os novos ácaros atingem a idade adulta no período de 15 a 18 dias. A contaminação pode ocorrer por contato direto, destacando-se o intercurso sexual ou indireto através do vestuário e roupas de cama. O ácaro pode sobreviver no ambiente por 24 a 36 horas. A escabiose é classificada como doença sexualmente transmissível.

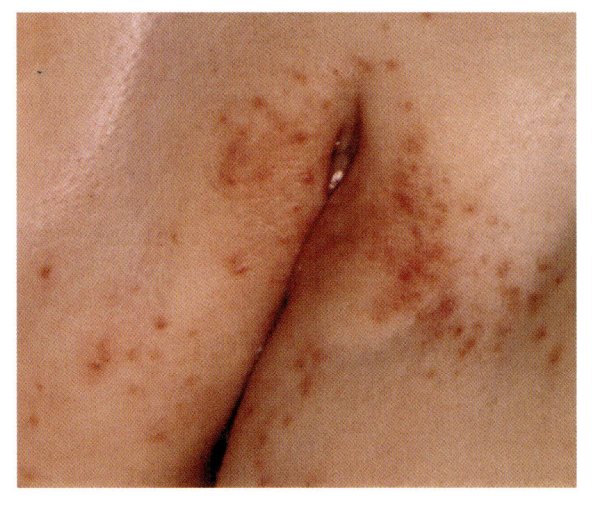

FIGURA 13.1.1 Prurido intenso, pápulas eritematosas dispersas: escabiose.

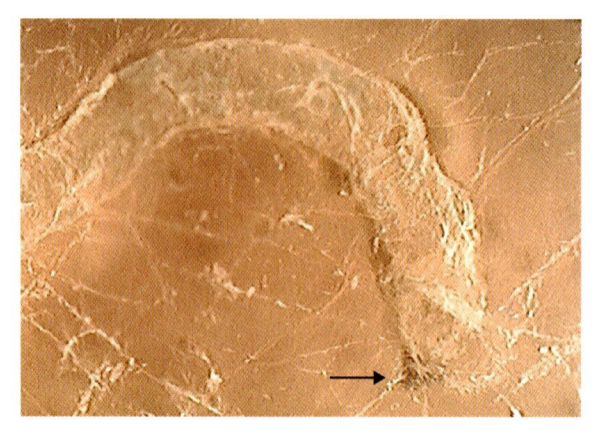

FIGURA 13.1.2 Dermatoscopia na escabiose: presença do ácaro (seta) no final de um túnel, com a forma característica de um "avião a jato" ou "asa delta".

Epidemiologia: A escabiose é um transtorno muito comum. Mundialmente, a cada ano, são relatados aproximadamente 300 milhões de casos. Ela pode afetar indivíduos de qualquer idade, raça e classe socioeconômica. Nos países industrializados, as epidemias de escabiose ocorrem basicamente em estabelecimentos institucionais, como prisões e em outras, instituições de permanência prolongada, incluindo hospitais e asilos.

Evolução clínica: Com diagnóstico e tratamento apropriados, o prognóstico dos indivíduos saudáveis que apresentam escabiose clássica é excelente. Se não tratada, seu curso pode tornar-se crônico e complicado por infecções bacterianas sobrepostas. Em pacientes debilitados ou imunossuprimidos, a infestação pode evoluir para uma dermatose com hiperceratose e crostas generalizadas, envolvendo principalmente as mãos e os pés, sendo denominada escabiose norueguesa.

Diagnóstico: Nos pacientes que têm as escoriações por causa do ato de coçar e os túneis lineares característicos, o diagnóstico da escabiose pode ser feito clinicamente com facilidade. O diagnóstico pode ser confirmado pela identificação, ao microscópio óptico, dos ácaros, larvas, ovos ou "scybala" (fezes) nas amostras obtidas por raspado de pele. Na dermatoscopia com baixa magnificação, é possível identificar o aspecto típico de "asa delta" em uma das extremidades do túnel e com alta magnificação é possível visualizar o ácaro (Figura 13.1.2), seus ovos ou fezes. A dermatoscopia é um método de diagnóstico não invasivo de extrema utilidade.

Diagnóstico diferencial: O erro diagnóstico é comum, e outros transtornos de pele, especialmente os que causam prurido devem ser considerados no diagnóstico diferencial, incluindo a dermatite atópica, dermatofitose, dermatite de contato, doença de Dühring, penfigoide bolhoso e psoríase.

Terapia: O tratamento é feito com agentes escabicidas tópicos (p. ex., permetrina, benzilbenzoato, crotamiton, malation e lindano), e um agente antimicrobiano deve ser usado, se houver uma infecção secundária. Outros tratamentos incluem a ivermectina. Os anti-histamínicos podem ser usados para controlar o prurido, que pode persistir por algumas semanas após a cura. O cuidado apropriado com o vestuário e as roupas de cama é essencial. O tratamento precisa envolver toda a família ou comunidade, para prevenir a reinfestação.

Bibliografia

Bakos L, Reusch MC, D'Elia P, Aquino V, Bakos RM. Crusted scabies of the vulva. *J Eur Acad Dermatol Venereol* 2007;21:682–4.
Fischer G, Rogers M. Vulvar disease in children: A clinical audit of 130 cases. *Pediatr Dermatol* 2000;17:1–6.
Micali G, Lacarrubba F, Massimino D, Schwartz RA. Dermatoscopy: Alternative uses in daily clinical practice. *J Am Acad Dermatol* 2011;64:1135–46.
Moreland AA. Vulvar manifestations of sexually transmitted diseases. *Semin Dermatol* 1994;13:262–8.

13.1.2 Ftiríase

Aspecto clínico: Apresenta-se inicialmente com pequenas pápulas vermelhas, mas a presença de crostas serosas secundárias ao ato de coçar é mais comum. A inspeção cuidadosa da pele da região genital mostra pontos azulados, que são lesões secundárias à picada do inseto e que são conhecidos como máculas cerúleas. Estas lesões permitem a detecção do pequeno piolho, que mede de 1 a 2 mm e apresenta uma coloração acastanhada ou marrom (Figuras 13.1.3 e 13.1.4) e das lêndeas (ovos) de cor esbranquiçada, arredondadas e alongadas, firmemente agarradas ao pelo pubiano. O prurido é intenso e incômodo.

Definição: A ftiríase (pediculose pubiana) é uma infestação da região pubiana por piolhos, que pode-se estender para outras regiões pilosas do corpo (virilha, axilas, sobrancelhas e cílios).

Etiologia: O piolho pubiano é o *Phthirus pubis*, cuja picada causa prurido intenso. Os humanos são o único hospedeiro deste parasita, e a disseminação ocorre através dos contatos físico e sexual e através de *fomites* que contaminam roupas íntimas e roupas de cama.

Epidemiologia: Esta é uma ectoparasitose comum, mundialmente difundida, que afeta predominantemente indivíduos jovens, sexualmente ativos.

Evolução clínica: Com o tempo, a infestação pode-se estender a outras áreas pilosas do corpo, como as axilas e os cílios.

Diagnóstico: É clínico. O ácaro pode ser identificado ao microscópio, *ex vivo*. A videodermatoscopia permite a identificação *in vivo* do ácaro e das lêndeas (Figura 13.1.5). As lêndeas viáveis aparecem

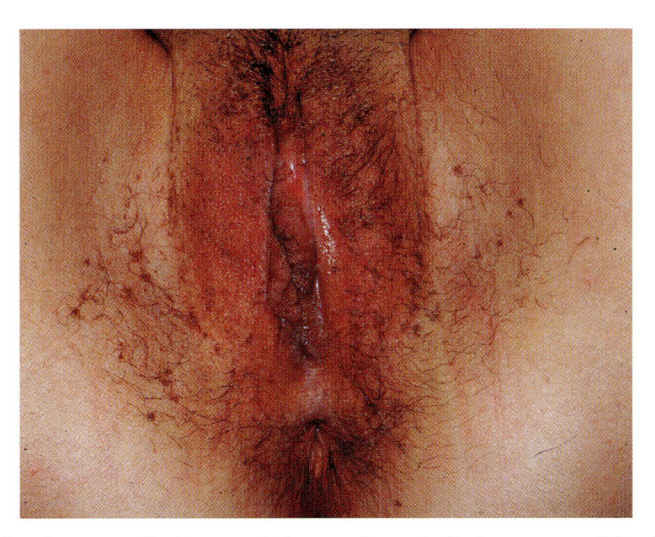

FIGURA 13.1.3 Pele da vulva avermelhada e exsudativa, em decorrência do coçar repetitivo: ftiríase.

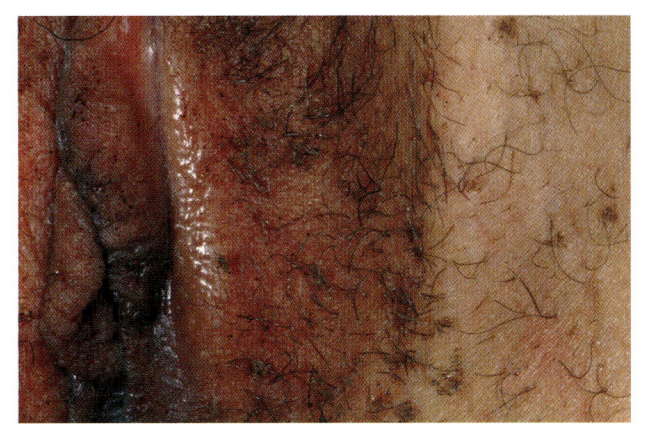

FIGURA 13.1.4 Ftiríase em uma visualização com aproximação mostra os ácaros agarrados aos pelos pubianos.

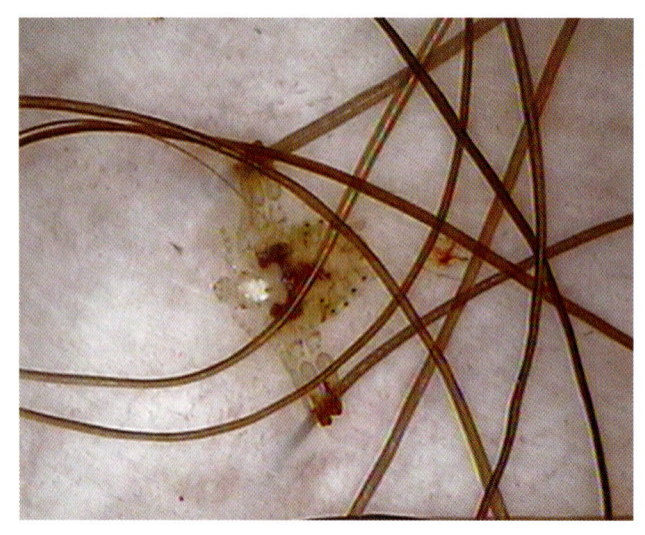

Figura 13.1.5 Dermatoscopia demonstrando um *Phthirus pubis* agarrado a dois pelos.

como estruturas opacas com uma extremidade arredondada agarrada ao fio de cabelo. As lêndeas vazias aparecem como estruturas translúcidas, com uma extremidade livre, achatada e fissurada.

Diagnóstico diferencial: O diagnóstico diferencial inclui vários transtornos pruriginosos da pele.

Terapia: O tratamento efetivo baseia-se no uso de inseticidas tópicos, como o creme de permetrim a 1%. A tricotomia pode ser útil. Todos as pessoas que tiveram contato devem receber tratamento, e deve ser feita uma orientação sobre os cuidados adequados com as roupas íntimas e com as roupas de cama para evitar a reinfestação.

Bibliografia

Leone PA. Scabies and pediculosis pubis: An update of treatment regimens and general review. *Clin Infect Dis* 2007;44:S153–9.

Micali G, Lacarrubba F, Massimino D, Schwartz RA. Dermatoscopy: Alternative uses in daily clinical practice. *J Am Acad Dermatol* 2011;64:1135–46.

Scott GR, Chosidow O, IUSTI/WHO. European guideline for the management of pediculosis pubis. *Int J STD AIDS* 2011;22:304–5.

Varela JA, Otero L, Espinosa E, Sánchez C, Junquera ML, Vázquez F. Phthirus pubis in a sexually transmitted diseases unit: A study of 14 years. *Sex Transm Dis* 2003;30:292–6.

14

Miscelânea

Maria Rita Nasca ▪ Giuseppe Micali

14.1 Traumatismos Cirúrgicos e Mecânicos Obstétricos

Aspecto clínico: Os traumatismo cirúrgicos e mecânicos obstétricos podem causar lesões vulvoperineais com sangramento genital (Figuras 14.1.1 e 14.1.2) e trombose. As lacerações perineais podem ser parciais, completas ou complicadas. Após uma cirurgia ginecológica, pode ocorrer a formação de hematomas de grande volume e de cicatrizes.

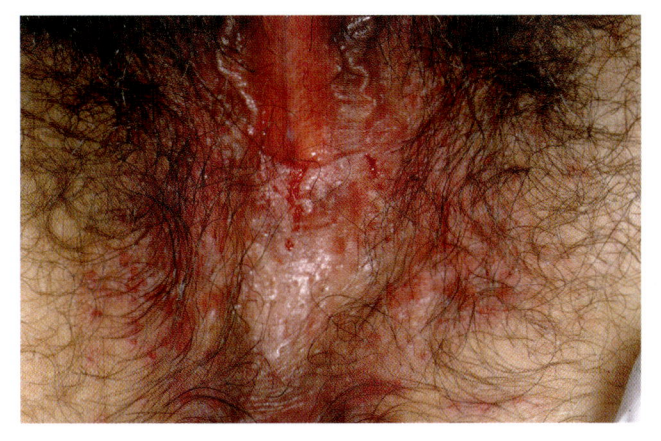

FIGURA 14.1.1 Laceração proveniente de trauma mecânico.

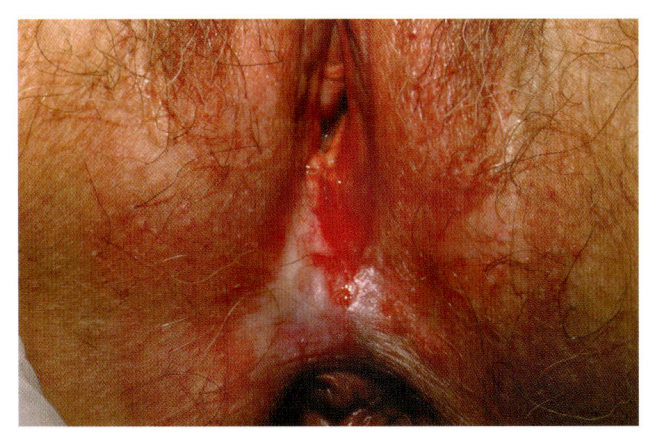

FIGURA 14.1.2 Lesão de trauma mecânico.

Definição: São transtornos causados por lesões físicas, que podem envolver a região vulvar.

Etiologia: Podem ocorrer em razão de um parto precipitado ou do nascimento de um recém-nascido muito grande. A cirurgia ginecológica também é uma causa possível, especialmente as cirurgias extensas, como aquelas realizadas para tratamento da hidradenite supurativa, para o carcinoma de células escamosas, para a doença de Paget ou no melanoma.

Epidemiologia: Os traumatismos obstétricos são mais frequentes do que os de outros tipos.

Evolução clínica: A evolução clínica está relacionada com a extensão do traumatismo.

Diagnóstico: O histórico e as características clínicas são suficientes para o diagnóstico.

Diagnóstico diferencial: Abuso sexual.

Terapia: Para algumas pacientes, uma vulvectomia pode ser cogitada.

Bibliografia

Habek D, Kulas T. Nonobstetrics vulvovaginal injuries: Mechanism and outcome. *Arch Gynecol Obstet* 2007;275:93–7.

Merritt DF. Genital trauma in prepubertal girls and adolescents. *Curr Opin Obstet Gynecol* 2011;23:307–14.

Perkins JD, Morris PF. Traumatic vulvar hematoma masquerading as a Bartholin duct cyst in a postmenopausal woman. *J Miss State Med Assoc* 2013;54:8–10.

Price J. Injuries in prepubertal and pubertal girls. *Best Pract Res Clin Obstet Gynaecol* 2013;27:131–9.

White C. Genital injuries in adults. *Best Pract Res Clin Obstet Gynaecol* 2013;27:113–30.

14.2 Malformações Congênitas

14.2.1 Transtornos da Diferenciação Gonadal, Pseudo-Hermafroditismo Feminino/Masculino

Aspecto clínico: Os transtornos da diferenciação gonadal são classificados de acordo com o cariótipo. O paciente pode desenvolver orgãos genitais masculinos e femininos ao mesmo tempo, o pseudo-hermafroditismo ou pode desenvolver outras combinações e permutações das característica gonadais. No pseudo-hermafroditismo feminino, pode ser observado virilização somente com um falo aumentado ou pode ser visto algum grau de fusão lábio-escrotal associado (Figura 14.2.1). O pseudo-hermafroditismo masculino se caracteriza por um subdesenvolvimento da genitália masculina. Na disgenesia gonadal, o fenótipo feminino normal pode estar presente ao nascimento, mas o desenvolvimento puberal não ocorrerá normalmente.

Definição: São anormalidades congênitas que afetam os órgãos genitais externos.

Etiologia: O pseudo-hermafroditismo feminino geralmente é causado por distúrbio congênito recessivo que resulta em uma deficiência enzimática com alteração na biossíntese dos esteroides suprarrenais. Estes pacientes apresentam um cariótipo 46 XX, com ovários normais. O defeito enzimático mais comum é o da 21-hidroxilase, que causa uma superprodução de andrógenos e uma subprodução de cortisol, com consequente virilização. O pseudo-hermafroditismo masculino pode ocorrer por deficiência de gonadotrofinas, por um defeito enzimático na biossíntese da testosterona, ou por um defeito nos receptores teciduais. Os transtornos na diferenciação gonadal podem estar relacionados com diferentes alterações no número ou na estrutura dos cromossomas X e Y ou com um antígeno de histocompatibilidade masculino-específico (o antígeno H-Y), que interage com o cromossoma Y para induzir a diferenciação testicular. Esses transtornos podem ocorrer em várias anormalidades cromossômicas, sendo mais comuns a síndrome de Turner (45X) e o mosaicismo de Turner (45X/46XX). Também é possível o hermafroditismo verdadeiro, onde ocorrem os desenvolvimentos genitais externo e interno com presença de tecido testicular e folículos ovarianos no mesmo indivíduo.

Epidemiologia: As anormalidades de desenvolvimento do trato genital feminino são raras. O pseudo-hermafroditismo feminino corresponde a 80% das genitálias ambíguas, enquanto o pseudo-hermafroditismo masculino ocorre em cerca de 15% dos casos.

Evolução clínica: Não apresenta características especiais.

Diagnóstico: É clínico, mas requer investigações hormonais e genéticas.

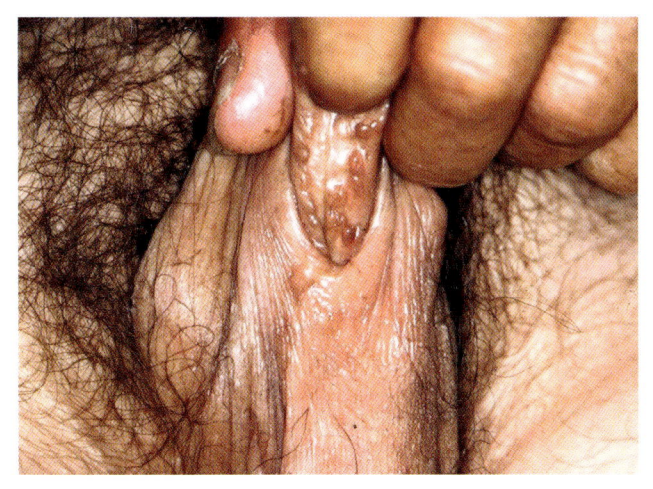

FIGURA 14.2.1 Pseudo-hermafroditismo.

Diagnóstico diferencial: É preciso descartar outras malformações congênitas.
Terapia: Os pacientes pediátricos com genitália ambígua devem ser avaliados imediatamente.

Bibliografia

Al-Maghribi H. Congenital adrenal hyperplasia: Problems with developmental anomalies of the external genitalia and sex assignment. *Saudi J Kidney Dis Transpl* 2007;18:405–13.

Hughes IA, Nihoul-Fékété C, Thomas B, Cohen-Kettenis PT. Consequences of the ESPE/LWPES guidelines for diagnosis and treatment of disorders of sex development. *Best Pract Res Clin Endocrinol Metab* 2007;21:351–65.

Yankovic F, Cherian A, Steven L, Mathur A, Cuckow P. Current practice in feminizing surgery for congenital adrenal hyperplasia; a specialist survey. *J Pediatr Urol* 2013;9:1103–7.

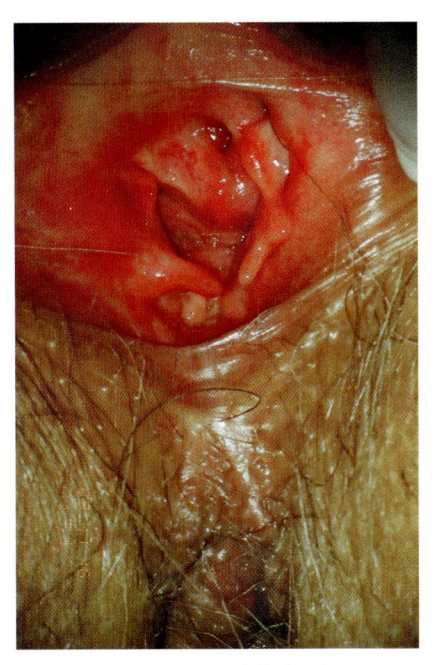

FIGURA 14.2.2 Anormalidade himenal.

14.2.2 Anormalidades Himenais

Aspecto clínico: Na Figura 14.2.2, o hímen está completa ou parcialmente intacto (Figura 14.2.2). A vagina se apresenta distendida e abaulada, "em forma de salsicha". A paciente pode apresentar amenorreia associada a desconforto no baixo ventre.

Definição: O hímen é uma membrana fina, de tecido conectivo, que circunda e cobre parcialmente a abertura externa da vagina. Podem-se identificar diferentes tipos morfológicos de hímen, incluindo o cribriforme, com microperfurações, o septado ou o hímen imperfurado com ausência de abertura himenal.

Etiologia: As anormalidades do hímen são congênitas e ocorrem quando a canalização embriônica não se desenvolve de formas uniforme e completa. Um defeito parcial da canalização pode ser causado pela ocorrência de infecções vaginais recorrentes na fase pré-puberal.

Epidemiologia: Essas anormalidades são raras.

Evolução clínica: Em geral, a paciente apresenta história de dor cíclica no baixo ventre com evolução de 1 a 3 meses ou mais.

Diagnóstico: É clínico, incluindo a história do paciente, o exame físico e, ocasionalmente, ultrassonografia.

Diagnóstico diferencial: Aderências dos lábios vaginais.

Terapia: A himenotomia cirúrgica é recomendada para o hímen imperfurado.

Bibliografia

Anthuber S, Strauss A, Anthuber C, Hepp H. Abnormalities of external and internal genitalia. *Gynakol Geburtshilfliche Rundsch* 2003;43:136–45.

Basaran M, Usal D, Aydemir C. Hymen sparing surgery for imperforate hymen: Case reports and review of literature. *J Pediatr Adolesc Gynecol* 2009;22:e61–4.

Kimberley N, Hutson JM, Southwell BR, Grover SR. Vaginal agenesis, the hymen, and associated anomalies. *J Pediatr Adolesc Gynecol* 2012;25:54–8.

Lankford JC, Mancuso P, Appel R. Congenital reproductive abnormalities. *J Midwifery Womens Health* 2013;58:546–551.

Índice Remissivo

Entradas acompanhadas por um *f* em *itálico* indicam figuras.

A

Abscessos
  e pústulas, 67
    com cicatrizes, 72
Acantose nigricans, 180
  aspecto clínico, 180
  definição, 180
  diagnóstico clínico, 180
    diferencial, 180
  epidemiologia, 180
  etiologia, 180
  evolução clínica, 180
  terapia, 180
Acrocórdio, 150
  aspecto clínico, 150
  definição, 150
  diagnóstico, 150
    diferencial, 150
  epidemiologia, 150
  etiologia, 150
  evolução clínica, 150
  terapia, 150
Aftas
  placas de, *18f*
Aftose, 165
  aspecto clínico, 165
  definição, 165
  diagnóstico, 166
    diferencial, 166
  epidemiologia, 165
  etiologia, 165
  evolução clínica, 166
  terapia, 166
Alterações pigmentares
  hipocrômicas, 182
  melanocíticas, 173
  não melanocíticas, 169
Anatomia
  características gerais, 1
    clitóris, 2
    glândulas vestibulares, 3
    grandes lábios, 1
    hímen, 3
    meato uretral, 2
    monte pubiano, 1
    pequenos lábios, 1
    suprimento neurovascular, 3
    vestíbulo vulvar, 2

Angioceratoma, 84
  aspecto clínico, 84
  definição, 84
  diagnóstico, 84
    diferencial, 86
  epidemiologia, 84
  etiologia, 84
  evolução clínica, 84
  terapia, 86
Angioedema, 35
  aspecto clínico, 35
  definição, 35
  diagnóstico, 35
    diferencial, 35
  epidemiologia, 35
  etiologia, 35
  evolução clínica, 35
  terapia, 35
Angiofibroma, 153
Anormalidades himenais, 193
  aspecto clínico, 193
  definição, 193
  diagnóstico, 193
    diferencial, 193
  epidemiologia, 193
  etiologia, 193
  evolução clínica, 1936
  terapia, 193

B

Behçet
  doença de, 165
Bolhas, 53
  e abrasões, 53
    com cicatriz, 62
Bowen
  doença de, 143

C

Cancroide, 161
  aspecto clínico, 161
  definição, 161
  diagnóstico, 161
    diferencial, 162
  epidemiologia, 161
  etiologia, 161
  evolução clínica, 161
  terapia, 162

Candidíase, *15f*, 17
  aspecto clínico, 17
  definição, 17
  diagnóstico, 18
    diferencial, 18
  epidemiologia, 17
  etiologia, 17
  evolução clínica, 18
  terapia, 18
Carcinoma de células basais, 124
  aspecto clínico, 124
  definição, 124
  diagnóstico, 124
    diferencial, 124
  epidemiologia, 124
  etiologia, 124
  evolução clínica, 124
  terapia, 124
Carcinoma de células
  escamosas, 125
  aspecto clínico, 125
  definição, 125
  diagnóstico, 125
    diferencial, 125
  epidemiologia, 125
  etiologia, 125
  evolução clínica, 125
  terapia, 125
Carcinoma verrucoso, 120
  aspecto clínico, 120
  definição, 120
  diagnóstico, 120
    diferencial, 120
  epidemiologia, 120
  etiologia, 120
  evolução clínica, 120
  terapia, 121
Carúncula uretral, 82
  aspecto clínico, 82
  definição, 82
  diagnóstico, 82
    diferencial, 82
  epidemiologia, 82
  etiologia, 82
  evolução clínica, 82
  terapia, 82
Celulite, 20
Ceratose seborreica, 87
  aspecto clínico, 87
  definição, 87

diagnóstico, 87
  diferencial, 88
epidemiologia, 87
etiologia, 87
evolução clínica, 87
terapia, 88
Cistos, 157
  da mucosa vestibular, 157
    aspecto clínico, 157
    definição, 157
    diagnóstico, 157
      diferencial, 157
    epidemiologia, 157
    etiologia, 157
    evolução clínica, 157
    terapia, 157
  de inclusão epidérmica, 159
    aspecto clínico, 159
    definição, 159
    diagnóstico, 159
      diferencial, 159
    epidemiologia, 159
    etiologia, 159
    evolução clínica, 159
    terapia, 159
Clitóris, 2
  composição, 2
  corpo do, 2
  definição, 2
  localização, 2
Condiloma, 117
  aspecto clínico, 117
  definição, 117
  diagnóstico, 119
    diferencial, 119
  epidemiologia, 119
  etiologia, 117
  evolução clínica, 119
  terapia, 119
Corrimento vaginal, *15f*
Cristas inguinais, *25f*

D

Dermatite
  atópica, 30
    aspecto clínico, 30
    definição, 30
    diagnóstico, 31
      diferencial, 31
    epidemiologia, 30
    etiologia, 30
    evolução clínica, 30
    terapia, 31
  bolhosa linear por IgA, 62
    aspecto clínico, 62
    definição, 62
    diagnóstico, 62
      diferencial, 62
    epidemiologia, 62
    etiologia, 62
    evolução clínica, 62
    terapia, 62

das fraldas, *17f*
de contato, 23, 51
  aguda, 23
    aspecto clínico, 23
    definição, 23
    diagnóstico, 24
      diferencial, 24
    epidemiologia, 24
    etiologia, 23
    evolução clínica, 24
    terapia, 24
  crônica, 28
    aspectos clínicos, 28
    definição, 28
    diagnóstico, 28
      diferencial, 29
    epidemiologia, 28
    etiologia, 28
    evolução clínica, 28
    terapia, 29
  seborreica, 32
    aspectos clínicos, 32
    definição, 32
    diagnóstico, 33
      diferencial, 33
    epidemiologia, 32
    etiologia, 32
    evolução clínica, 32
    terapia, 32
Dermatofibroma, 153
Dermatofitoses, 25
  aspecto clínico, 25
  definição, 25
  diagnóstico, 27
    diferencial, 27
  epidemiologia, 25
  etiologia, 25
  evolução clínica, 27
  terapia, 27
Dermatoscopia
  de psoríase, *8f*
Doença de Beçet, 165
Doença de Bowen, 143
  aspecto clínico, 143
  definição, 143
  diagnóstico, 143
    diferencial, 143
  epidemiologia, 143
  etiologia, 143
  evolução clínica, 143
  terapia, 143
Doença de Crohn, 41
  aspecto clínico, 41
  definição, 42
  diagnóstico, 42
    diferencial, 42
  epidemiologia, 42
  etiologia, 42
  evolução clínica, 42
  terapia, 42
Doença de Darier, 83
  aspecto clínico, 83
  definição, 83

diagnóstico, 83
  diferencial, 83
epidemiologia, 83
etiologia, 83
evolução clínica, 83
terapia, 83
Doença de Paget
  extramamária, 134
    aspecto clínico, 134
    definição, 135
    diagnóstico, 135
      diferencial, 135
    epidemiologia, 135
    etiologia, 135
    evolução clínica, 135
    terapia, 135

E

Edema, 35
  com úlceras, 39
Endometriose, 96
  aspecto clínico, 96
  definição, 96
  diagnóstico, 96
    diferencial, 96
  epidemiologia, 96
  etiologia, 96
  evolução clínica, 96
  terapia, 96
Epidermólise bolhosa, 65
  aspecto clínico, 65
  definição, 65
  diagnóstico, 65
    diferencial, 65
  epidemiologia, 65
  etiologia, 65
  evolução clínica, 65
  terapia, 65
Equimoses/púrpura/hamatomas, 171
  aspecto clínico, 171
  definição, 171
  diagnóstico, 172
    diferencial, 172
  epidemiologia, 172
  etiologia, 171
  evolução clínica, 172
  terapia, 172
Erisipela, 20
  celulite, 20
    aspecto clínico, 20
    definição, 20
    diagnóstico, 20
      diferencial, 20
    epidemiologia, 20
    etiologia, 20
    evolução clínica, 20
    terapia, 20
Eritema, 5
  com escamação, 25
  e edema, 15
  erosões bolhosas, *10f*

multiforme, 63
  aspecto clínico, 63
  definição, 63
  diagnóstico, 63
    diferencial, 63
  epidemiologia, 63
  etiologia, 63
  evolução clínica, 63
  terapia, 63
Eritrasma, 169
  aspecto clínico, 169
  definição, 169
  diagnóstico, 169
    diferencial, 169
  epidemiologia, 169
  etiologia, 169
  evolução clínica, 169
  terapia, 169
Eritroplasia, 133
  aspecto clínico, 133
  definição, 133
  diagnóstico, 133
    diferencial, 133
  epidemiologia, 133
  etiologia, 133
  evolução clínica, 133
  terapia, 133
Erupção
  provocada por drogas, 8
    aguda, 9f
    aspecto clínico, 8
    definição, 9
    diagnóstico, 9
      diferencial, 9
    epidemiologia, 9
    etiologia, 9
    evolução clínica, 9
    terapia, 9
Escabiose, 185
  aspecto clínico, 185
  definição, 185
  diagnóstico, 185
    diferencial, 185
  epidemiologia, 185
  etiologia, 185
  terapia, 185
  nodular, 148
    aspecto clínico, 148
    definição, 148
    dermatoscopia de, 148f
    diagnóstico, 148
      diferencial, 148
    epidemiologia, 148
    etiologia, 148
    evolução clínica, 148
    terapia, 148

F

Fibroma, fibromioma,
  dermatofibroma e
  angiofibroma, 153
  aspecto clínico, 153
  definição, 153
  diagnóstico, 153
    diferencial, 153
  epidemiologia, 153
  etiologia, 153
  evolução clínica, 153
  terapia, 153
Foliculite, 70
  aspecto clínico, 70
  definição, 70
  diagnóstico, 70
    diferencial, 70
  epidemiologia, 70
  etiologia, 70
  evolução clínica, 70
  terapia, 71
Ftiríase, 187
  aspecto clínico, 187
  definição, 187
  diagnóstico, 187
    diferencial, 188
  epidemiologia, 187
  etiologia, 187
  evolução clínica, 187
  terapia, 188

G

Glândulas vestibulares, 3
  definição, 3
  localização das, 3
Gonorreia, 21
  aspecto clínico, 21
  definição, 21
  diagnóstico, 21
    diferencial, 21
  epidemiologia, 21
  etiologia, 21
  evolução clínica, 21
  terapia, 21
Granuloma inguinal, 163
  aspecto clínico, 163
  definição, 163
  diagnóstico, 164
    diferencial, 164
  epidemiologia, 163
  etiologia, 163
  evolução clínica, 163
  terapia, 164
Granuloma piogênico, 91
  aspecto clínico, 91
  definição, 91
  diagnóstico, 92
    diferencial, 92
  epidemiologia, 92
  etiologia, 91
  evolução clínica, 92
  terapia, 92
Grânulos de Fordyce, 80
  aspecto clínico, 80
  definição, 80
  diagnóstico, 81
    diferencial, 81
  epidemiologia, 80
  etiologia, 80
  evolução clínica, 80
  terapia, 81

H

Hart
  linha de, 1
Hemangioma, 106
  aspecto clínico, 106
  definição, 106
  diagnóstico, 107
    diferencial, 107
  epidemiologia, 106
  etiologia, 106
  evolução clínica, 106
  terapia, 107
Herpes simples, 43
  aspecto clínico, 43
  definição, 43
  diagnóstico, 45
    diferencial, 46
  epidemiologia, 45
  etiologia, 43
  evolução clínica, 45
  terapia, 46
Herpes-zóster, 47
  aspecto clínico, 47
  definição, 47
  diagnóstico, 48
    diferencial, 48
  epidemiologia, 47
  etiologia, 47
  evolução clínica, 47
  terapia, 48
Hidradenite supurativa, 72
  aspecto clínico, 72
  definição, 72
  diagnóstico, 73
    diferencial, 73
  epidemiologia, 73
  etiologia, 72
  evolução clínica, 73
  terapia, 73
Hidradenoma papilífero, 155
  aspecto clínico, 155
  definição, 155
  diagnóstico, 155
    diferencial, 155
  epidemiologia, 155
  etiologia, 155
  evolução clínica, 155
  terapia, 155
Hímen, 3
  definição de, 3
  forma do, 3
  no recém-nascido, 3
Hiperpigmentação
  pós-inflamatória, 173
  aspecto clínico, 173
  definição, 173

diagnóstico, 173
    diferencial, 173
epidemiologia, 173
etiologia, 173
evolução clínica, 173
terapia, 173
Hiperplasia sebácea, 80
Hipopigmentação
    pós-inflamatória, 184
        aspecto clínico, 184
        definição, 184
        diagnóstico, 184
            diferencial, 184
        epidemiologia, 184
        etiologia, 184
        evolução clínica, 184
        terapia, 184
Histiocitose
    das células de Langerhans, 98
        aspectos clínicos, 98
        definição, 98
        diagnóstico, 99
            diferencial, 99
        epidemiologia, 98
        etiologia, 98
        evolução clínica, 98
        terapia, 99

I

Infecção fúngica/bacteriana, 15, 67
    aspecto clínico, 15, 67
    definição, 15, 67
    diagnóstico, 15, 67
        diferencial, 16f, 69
    epidemiologia, 15, 67
    etiologia, 15, 67
    evolução clínica, 15, 67
    terapia, 16, 69
Intertrigo, 5
    aspecto clínico, 5
    definição, 5
    diagnóstico, 5
        diferencial, 5
    epidemiologia, 5
    etiologia, 5
    evolução clínica, 5
    terapia, 5

K

Kaposi
    sarcoma de, 109

L

Lábios
    grandes, 1
        características dos, 1
        definição, 1
        região dos, 1
    pequenos, 1
        características dos, 1

definição, 1
na infância, 1
região, 1
Langerhans
    células de
        histiocitose das, 98
Lentiginose, 174
Lentigo simples, 174
    aspecto simples, 174
    definição, 174
    diagnóstico, 174
        diferencial, 174
    epidemiologia, 174
    etiologia, 174
    evolução clínica, 174
    terapia, 174
Leucoplasia, 141
    aspecto clínico, 141
    definição, 141
    diagnóstico, 141
        diferencial, 142
    epidemiologia, 141
    evolução clínica, 141
    terapia, 142
Linfangioma, 111
    aspecto clínico, 111
    definição, 111
    diagnóstico, 112
        diferencial, 112
    epidemiologia, 112
    etiologia, 111
    evolução clínica, 112
    terapia, 112
Linfedema, 37
    aspecto clínico, 37
    definição, 37
    diagnóstico, 38
        diferencial, 38
    epidemiologia, 37
    etiologia, 37
    evolução clínica, 38
    terapia, 38
Linfogranuloma venéreo, 39
    aspecto clínico, 39
    definição, 39
    diagnóstico, 39
        diferencial, 39
    epidemiologia, 39
    etiologia, 39
    evolução clínica, 39
    terapia, 39
Linfoma
    das células T, 138
        aspecto clínico, 138
        definição, 138
        diagnóstico, 138
            diferencial, 138
        epidemiologia, 138
        etiologia, 138
        evolução clínica, 138
        terapia, 138
Líquen escleroso, 127
    aspecto clínico, 127

definição, 127
diagnóstico, 128
    diferencial, 129
epidemiologia, 128
etiologia, 127
evolução clínica, 128
terapia, 129
Líquen plano, *103f, 104f*
    erosivo, 122
        aspecto clínico, 122
        definição, 122
        diagnóstico, 123
            diferencial, 123
        epidemiologia, 122
        etiologia, 122
        evolução clínica, 123
        terapia, 123
Líquen simples
    crônico, 139
        aspecto clínico, 139
        definição, 139
        diagnóstico, 140
            diferencial, 140
        epidemiologia, 139
        etiologia, 139
        evolução clínica, 139
        terapia, 140

M

Máculas
    com margens
        marrom-avermelhadas *173f*
Malformações congênitas, 191
Meato uretral, 2
    definição do, 2
    formação, 2
    localização do, 2
Melanoma nodular, 156
    aspecto clínico, 156
    definição, 156
    diagnóstico, 156
        diferencial, 156
    epidemiologia, 156
    etiologia, 156
    evolução clínica, 156
    terapia, 156
Melanose vulvar
    benigna, 174, *175f*
Metástases, 100
    aspecto clínico, 100
    definição, 100
    diagnóstico, 101
        diferencial, 101
    epidemiologia, 100
    etiologia, 100
    evolução clínica, 101
    terapia, 101
Molusco contagioso, 75
    aspecto clínico, 75
    definição, 76
    diagnóstico, 76
        diferencial, 76

epidemiologia, 76
etiologia, 76
evolução clínica, 76
terapia, 77
Monte pubiano, 1
características do, 1
definição de, 1

N

Nevo dérmico melanocítico, 93
aspecto clínico, 93
definição, 93
diagnóstico, 94
diferencial, 94
epidemiologia, 93
etiologia, 93
evolução clínica, 94
terapia, 95
Nevo epidérmico
verrucoso linear inflamatório, 113
aspecto clínico, 113
definição, 113
diagnóstico, 113
diferencial, 113
epidemiologia, 113
etiologia, 113
evolução clínica, 113
terapia, 114
Nevos melanocíticos juncionais, 177
aspecto clínico, 177
definição, 177
diagnóstico, 177
diferencial, 177
epidemiologia, 177
etiologia, 177
evolução clínica, 177
terapia, 179
Nódulos, 145
cor da pele, *153f*
solitário, *154f*

P

Paget
doença de
extramamária, 135
Papilomatose, 78
aspecto clínico, 78
definição, 78
diagnóstico, 78
diferencial, 78
epidemiologia, 78
etiologia, 78
evolução clínica, 78
tratamento, 7
Pápulas, 75
e nódulos, 91
e placas
escleróticas/hipocrômicas, 127
e placas inflamatórias, 102
aspecto clínico, 102
definição, 102

diagnóstico, 104
diferencial, 105
epidemiologia, 104
etiologia, 104
evolução clínica, 104
terapia, 105
e placas proliferativas, 113
e placas ulcerativas, 122
e placas vasculares, 106
com vesículas, 111
Papulose bowenoide, 89
aspecto clínico, 89
definição, 89
diagnóstico, 90
diferencial, 90
epidemiologia, 89
etiologia, 89
evolução clínica, 90
terapia, 90
Pênfigo eritematoso, 57
aspecto clínico, 57
definição, 57
diagnóstico, 57
diferencial, 57
epidemiologia, 57
etiologia, 57
evolução clínica, 57
terapia, 57
Pênfigo familiar
benigno, 60
aspecto clínico, 60
definição, 60
diagnóstico, 61
diferencial, 61
epidemiologia, 60
etiologia, 60
evolução clínica, 60
terapia, 60
Pênfigo vegetante, 55
aspecto clínico, 55
definição, 55
diagnóstico, 55
diferencial, 55
epidemiologia, 55
etiologia, 55
evolução clínica, 55
terapia, 55
Pênfigo vulgar, 53
aspecto clínico, 53
definição, 53
diagnóstico, 53
diferencial, 54
epidemiologia, 53
etiologia, 53
evolução clínica, 53
terapia, 54
Penfigoide bolhoso, 58
aspecto clínico, 58
definição, 58
diagnóstico, 58
diferencial, 59
epidemiologia, 58
etiologia, 58

evolução clínica, 58
terapia, 59
Pioderma gangrenoso, 167
aspecto clínico, 167
definição, 167
diagnóstico, 167
diferencial, 167
epidemiologia, 167
etiologia, 167
evolução clínica, 167
terapia, 167
Placa(s), 131
ceratosas, 139
erosiva, *125f*
escamosas, 136
vermelhas, 131
ulcerada, *126f*
Prurido
com ou sem escoriações/fissuras, 185
Psoríase, 136
aspecto clínico, 136
definição, 136
diagnóstico, 137
diferencial, 137
epidemiologia, 136
etiologia, 136
evolução clínica, 136
terapia, 137
Psoríase inversa, 7
aspecto clínico, 7
definição, 7
de fraldas, *8f*
dermatoscopia de, *8f*
diagnóstico, 8
diferencial, 8
epidemiologia, 7
etiologia, 7
evolução clínica, 8
terapia, 8
Pústulas
e abscessos, 67
com cicatrizes, 72

R

Radioterapia, 37
Rituximab
uso de, 54

S

Sarcoma de Kaposi, 109
aspecto clínico, 109
definição, 109
diagnóstico, 110
diferencial, 110
epidemiologia, 110
etiologia, 110
evolução clínica, 110
terapia, 110
Sífilis primária, 145
aspecto clínico, 145

definição, 145
diagnóstico, 147
  diferencial, 147
epidemiologia, 147
etiologia, 147
evolução clínica, 147
terapia, 147
Sífilis secundária, 115
  aspecto clínico, 115
  definição, 115
  diagnóstico, 116
    diferencial, 116
  epidemiologia, 116
  etiologia, 116
  evolução clínica, 116
  terapia, 116
Siringoma, 152
  aspecto clínico, 152
  definição, 152
  diagnóstico, 152
    diferencial, 152
  epidemiologia, 152
  etiologia, 152
  evolução clínica, 152
  terapia, 152
Suprimento neurovascular, 3
  definição, 3
  inervação, 3

T

Transtornos da diferenciação gonadal
  pseudo-hermafroditismo feminino/masculino, 191
    aspecto clínico, 191
    definição, 191
    diagnóstico, 191
      diferencial, 191
    epidemiologia, 191
    etiologia, 191
    evolução clínica, 191
    terapia, 191

Traumatismos
  cirúrgicos
    e mecânicos obstétricos, 189
      aspecto clínico, 189
      definição, 190
      diagnóstico, 190
        diferencial, 192
      epidemiologia, 190
      etiologia, 190
      evolução clínica, 190
      terapia, 192
Tricomoníase, 11
  aspectos clínicos, 11
  cervical, *12f*
  definição, 11
  diagnóstico, 12
    diferencial, 12
  epidemiologia, 11
  etiologia, 11
  evolução clínica, 11
Tzanck
  teste de, 45

U

Úlcera(s), 161
  edema com, 39
  esbranquiçada, *165f*

V

Varicela, 49
  aspecto clínico, 49
  definição, 49
  diagnóstico, 49
    diferencial, 50
  epidemiologia, 49
  etiologia, 49
  evolução clínica, 49
  terapia, 50
Verrugas anogenitais, 117, *117f, 118f*
  dermatoscopia de, 119

Vesículas, 43
Vestibulite vulvar, 13
  aspecto clínico, 13
  definição, 13
  diagnóstico, 13
    diferencial, 13
  epidemiologia, 13
  etiologia, 13
  evolução clínica, 13
  terapia, 13
Vestíbulo vulvar, 2
  composição do, 2
  definição, 2
  localização do, 2
Videodermatoscopia, 174
Vitiligo, 182
  aspecto clínico, 182
  definição, 182
  diagnóstico, 183
    diferencial, 183
  epidemiologia, 183
  etiologia, 182
  evolução clínica, 183
  terapia, 183
Vulva
  anatomia da, 1, *2f*
Vulvite de células plasmáticas de Zoon, 131
  aspecto clínico, 131
  definição, 131
  diagnóstico, 132
    diferencial, 132
  epidemiologia, 131
  etiologia, 131
  evolução clínica, 131
  terapia, 132

X

Xantomatose, 37